フロレンス・ナイティンゲール
Florence Nightingale

病院覚え書き

第3版

小玉香津子 [訳]

Notes on Hospitals
Third Edition

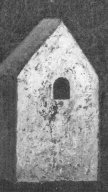

1863

日本看護協会出版会

注：

本書の図版中の文字および「IX 病院統計」の表は編集部が訳した。

原書に掲載の図表は、本書では本文中の登場順に番号を振り替え、本文での言及箇所に近い場所に配置した。

凡例

原書中の強調のための斜体は、本書では**ゴシック体の太字**とした。

＊は原書註。

†は訳者註。

訳者まえがき

1960年代早々、"看護とは？"なる問いの洪水の中、当時広く読まれていた現代社の看護専門誌「綜合看護」に連載、のち刊行された"看護覚え書"は、静かに、しかし急速に、読者を増やしていった。看護とは何であり、何でないか、なる副題のついた書物、それもあのフロレンス・ナイティンゲール女史の著作だったのだから。

続いて"病院覚え書"も「綜合看護」に連載されたが、ほとんど反響はなかった。病院の建築と管理をめぐる理論は、かの女史の著作とはいえ、"看護とは？"ほどには読者を引きつけなかった。その"病院覚え書"は現在、新たな訳者を加え若干の改訂がなされて現代社の『ナイチンゲール著作集』第二巻に収められている。

日本看護協会出版会はこのたび、その現代社の御好意を得て、既刊の『看護覚え書き』（底本は1859年の初版本。現代社の『看護覚え書』の底本は1860年の増補改訂版）に、彼女のいまひとつの代表的著作『病院覚え書き』を並べ置くことにした。かつて「綜合看護」に連載された稿に手を加えたのが本書である。したがって底本は現代社の『ナイチンゲール著作集』第二巻に収められている訳と同じ、1863年のNOTES ON HOSPITALS第3版、今日決定版とされているそれである。

ナイティンゲールは1858年、スクタリから帰国後2年にして"病院覚え書"を発表したが、新たな統計資料その他を入手するやいなや即座に取り込むことを重ね、第3版に至った。病気が同じであれば、自宅で療養する病人よりも病院に入っている病人のほうが死亡率が高い、という事実が彼女に、「病院が備えるべき眞に第一の必要条件は、病院は病人に害を与えないことである」を冒頭におく

"病院覚え書き"を書き急がせたのであった。

　スクタリで英国軍病院の恐るべき実態を目のあたりにした彼女が、本国ならびにヨーロッパ大陸各地の病院事情をも視野に入れつつ病院をめぐる諸問題とその解決の道筋を看破し、あわせて病院なるものの建築と管理についての理論を編み出したのが"病院覚え書き"である。

　もっともわれわれは彼女がクリミア戦争従軍以前、はるか以前の若い日々すでに、病院なるものが彼女の関心・研究の的であったことを知っている。彼女はこの著作にいかに打ち込んだことか。

　1978年、旧ソ連領のアルマ・アタでWHOとUNICEFが共催した会議において、プライマリー・ヘルスケアが提唱・採択された。以後、地域社会の保健、地域の看護活動、が一躍クローズアップされ……病院は少しく影を薄くした気配がある。イヴァン・イリッチの『脱病院化社会』（金子嗣郎訳、晶文社）がわれわれを刺激したのも1970年代後半であった。看護の世界では地域看護、在宅看護、訪問看護などが台頭、今日に至る。しかし、われわれの健康問題状況を見渡せば、病院が不可欠な社会資源であることに変わりはないのだ。

　ナイティンゲールの"病院覚え書き"は時空を越えて、病院とは何であり、いかにあるべきか、をわれわれに考えさせてやまない。

　本書はNOTES ON HOSPITALS第3版、1863年、の全訳である。ただし、各章末の付記は省略した。

　本書ができる過程では、「綜合看護」連載稿の調達、掲載図面の配置、その他翻訳全般につき、日本看護協会出版会の金子あゆみさんの多大なお骨折りに与った。彼女は翻訳に参加したのである。

2022年1月　小玉 香津子

目　次

NOTES

ON

HOSPITALS.

BY

FLORENCE NIGHTINGALE.

Third Edition,
Enlarged and for the most part Re-written.

LONDON:
LONGMAN, GREEN, LONGMAN, ROBERTS, AND GREEN.
1863.

NOTES ON HOSPITALS
by FLORENCE NIGHTINGALE

Third Edition, Enlarged and for the most part Re-written.

LONGMAN, GREEN, LONGMAN, ROBERTS, and GREEN
1863

まえがき

　病院が備えるべき眞に第一の必要条件は、病院は病人に害を与えないことである、と宣言すると、おそらく奇妙な原則だと思われるだろう。ところがこの原則はどうしても最初に打ち出しておかねばならない。というのは、病院、それも特に人口の密集している大都市の病院の**中**の死亡率が、病院**以外**の場所で手当てを受けている同種の病気の患者の推定死亡率よりも、はるかに高いからなのである。この事実を知ってはじめて私は、病院の建築様式が入院した患者の入院期間および死亡率に及ぼす影響を調べてみたいという気を起こした。その結果、こうした表題をつけた小論の再版を社会科学協会に提示するはめになってしまった。この小論が最初に世に出て[†1]以来このかた、病院の建築様式の正しい基本方針の採択という点で、めざましい進歩がみられてきている。現在では、貧しい病人や四肢障害のある人々に行き届いた世話を与えるために欠くことのできない条件の全部、あるいはほぼ全部を実現させている新しい病院の例もいくつか数えられるほどなのである。そのほかにも多くの重要な点につき追加すべき経験的知識、特に病院の建物とその付属備品の細部に関するそれらが得られてきた。

　いまや実証済だと思われるそれらの原則と同様に、その後になされた進歩をも広く一般に知ってもらうために、私は今度の版の準備を求められた。その作業を進めているうちに、ほとんど全部を書き直さなければならないようになって、実際にかなりの書き足しをしたから、本当のところは新しい本ができたようでもある。

F.N.

[†1]　1858 年。

ここでは次のような内容を取り上げたい。第一に、現存する諸病院の衛生状態についての概括的な考察、第二に、それら諸病院で治療を受けている内科ならびに外科の患者の経過に影響を及ぼしている病院の建築上の欠陥についての意見、第三に、新しく病院を建てるにあたって守られるべき建築上の原則、第四に、病院および回復期施設の改善図面、そして最後に、病院統計を表にする方法を改善すべく、国際統計会議が採択した提案——これには外科手術とその合併症およびその帰着についての統計を記録するための一定の方式の提案も含まれている。

I　病院の衛生状態

　私は思うのだが、病人や四肢障害のある人々を観察するごく普通の能力をもっている人であれば、どの病院に入院しているかによって患者の入院期間や転帰に著しい相違のあることに気づかないはずはない。ごく浅くしか観察できない人はただ2つのことの相違にしか気づかないであろう——病気の相違と、内科的ないし外科的治療処置の相違である。これより進んで、病棟で起こる患者の究極の結果に非常に強い影響を及ぼす建築様式と管理方式のあり方を感知できるようになるためには、いろいろな建築様式および各種の管理方式をとっている病院でのかなりの経験が必要である。

　時に、衛生状態が明らかに違っていることから推測して、人が考えるほどの著しい死亡率の相違は病院間に存在しない、と力説する向きがある。確かにこの種の相違を提示するような正しい統計学的比較に到達するにはいささか困難がある。それは第一に、それぞれの病院に入院しているある種類の疾病の入院患者の割合がそれぞれ異なっているからである。入院患者の年齢も病院によって違うであろう。入院時の患者の状態も、病院ごとにかなり違っているであろう。こうした要素は、病院の衛生状態とはまったく別に、治療処置の結果に明らかな影響を及ぼす。ところがこの事実は、時に思いもよらぬやり方で使われているのである。実際、死亡率が高く、かつ増加しているのは、それらの原因の結果としてではなく、病院の名声が高くなった結果だと提示されたことがあった。このことが示す現実的な意味は次のようである。すなわち、今年その病院では非常に多数の患者が死んだから、来年はもっと多数の人々がそこへ死に

に行くだろう──。この受け取り方は開業医についてもそのまま当てはまるのであって、診察した患者のうち最大の割合で患者を死亡させた内科医や外科医が最も高い信任を得ている、というわけである。

第二に、正確な病院統計というものは、一般に考えられているよりははるかにまれな存在であり、せいぜいよくてその病院の**中**での死亡者数だけを出しているのであって、望みのない状態で退院していき、退院直後に死亡したケースなどはとらえていない。一部の病院がほかに比べて非常に多くこのような扱いをしている。

治る見込みのない患者は、当然今いる病院で自らの死を迎えると考えてよいのに、その病院を退院して別の病院へ移り、そこに入院して1日か2日のうちに亡くなってしまう、というような例をわれわれはいくつも知っている。第二の病院の犠牲によって第一の病院の死亡率が低められているわけである。

病院間の比較死亡率を探究するにあたっての困難点をすべて斟酌^{しんしゃく}したとしても、病人や四肢障害のある人の福祉に心を寄せている人々の注意を引きつけずにはいられないような、ある驚くべき事実がある。戸籍本庁長官は、最新の年報に英国の公立施設における死亡率についての特別表を掲載し、この問題の重要性とそれに対する高い関心をデータをもって示した。106の病院から、1861年4月8日の入院患者数が報告されているのだが、その数字は各病院の平均患者数の近似値とみなされている。死亡に関しては、1861年の1年間に各病院で記録された死亡者数が報告され、その数字がほぼ正確であると仮定して、各病院のその年の死亡率が示されている。**表1-1**はその結果であり、瞠目に価する。

病院は所在地ごとにグループ分けしてある。グループのうちの3つを比較してみよう。24のロンドンの病院の死亡率は90.84％であり、その年のうちにほとんどすべてのベッドで患者が死亡している

表1-1 英国の主な病院の死亡率（1861 年）

	1861 年 4 月 8 日の入院患者数(人)	各病院の平均入院患者数（人）	1861 年における死亡数（人）	入院患者の死亡率（%）
イングランドの106 の主要病院	12,709	120	7,227	36.87
24 のロンドンの病院	4,214	176	3,828	90.84
12 の大都市の病院	1,870	156	1,555	83.16
25 の州および主要な地方の病院	2,248	90	886	39.41
30 のその他の病院	1,136	38	457	40.23
13 の海軍および陸軍病院	3,000	231	470	15.67
1 王立海浜病院（ケント州マーゲイト）	133	133	17	12.78
1 デーン・ヒル大司教管区病院（ケント州マーゲイト）	108	108	14	12.96

ことになる。次に主要都市、すなわちブリストル、バーミンガム、リバプール、マンチェスターなどの 12 の病院についてみると、死亡率は 83.16％である。そして、地方都市の 25 の州病院ではそれが39.41％でしかない。ここでわれわれはすぐさま、解決を要する病院の問題に出会ったわけである。ところが死亡率にみられるこの大きな相違が説明されたとしても、次の事実は決して否定され得ない。すなわち、最も非健康的な病院は首都圏に位置する病院であり、2番目に死亡率が低いのが人口の密集した大規模な工業ならびに商業都市にある病院で、最も健康的な病院は小さな地方都市にある病院だということである。

　これらの結果は完全に信頼できるものであり、一つひとつの病院についてもこの数字が求められてほしい。そうでないと大都市に位置する病院の死亡率は恐ろしく高く、1 年間にすべてのベッドが空になってしまうくらいであり、また約 9 か月に 1 回の割合でベッド

が空く病院もあるほどだ——という定説ができてしまう。

　こうした事実（この種のことが公衆の前に明らかにされたのは、これが初めてではない）は病院の備えている利点に関してゆゆしき疑いの念を人々の心に起こす可能性があり、多くの人々に、貧しい病人は家で治療を受けたほうが回復の可能性が高いのではないか、と思わせてしまっている。

　しかしながら、単に死亡率が高いとか低いとかということによってのみで病院の衛生状態を結論づけてはならない。病院の役割が病人を殺すことであるならば、この種の統計上の比較も承認できよう。が、病院の本来の役割は、できるだけ早く病人の健康を回復させることであるから、その役割がよく果たされているか否かを知らせてくれるはずのものは、健康を取り戻した病人の割合と、その健康回復に要した平均時間である。平均6か月間の治療の後に入院患者全員を回復させた病院は、何週間かの治療で全患者を回復させた病院と同じくらい健康的であるとは、どうしても考えられないであろう。この種の問題を論議するにあたっては、入院患者の病気の種類や年齢別の患者数などと同様に、回復率、死亡率、平均入院期間のいずれをも考慮しなければならないのである。ここに至って私は、病院管理の必須要素として、正しい病院統計がいかに重要であるかを知った。

　病院の死亡率統計は、これまでのところその病院の効率性についてほとんど何も伝えてはいない。つまり、その種の統計が今までまったくとらえていないような要素が実際には存在するため、病院がその目的をどの程度実現させているかについては、ほとんど語り得ないのである。**表 1-1** をみると、ある病院グループでは、入院患者の死亡率は 12.5 〜 15.5％であるのに対し、別の病院グループのそれは 83 〜 90.5％に達している。この場合、死亡率のみによって判断を下すのはきわめて不合理である。というのは、第 1 のグループの

病院では危険の少ない性質の病気にかかっている者が入院を認められるのに対し、第2のグループの病院には必ず高い死亡率を伴うような危険な、また特殊な病気の者が主として入院しているからである。それゆえに、死亡率統計が提供する情報に加えて、患者の入院期間や病気の一般的な経過と状勢とが、病院の健康度ないし不健康度を判断する重要な基準となるわけである。

　病院の衛生状態を最も正確にテストするのは、手術後の患者の経過と転帰、ならびに術後合併症の状態ではないだろうか。内科患者についての統計ももちろんわれわれの上記の目的にとって重要なデータとなるが、それだけでは病室の健康度の指標としては不十分であって、手術患者をも合わせて考えてみることが必要である。手術患者の場合、病院の衛生状態がないがしろにされているがゆえの直接的な証拠が出ており、その事実を認めないことが原因で、多数の人命が犠牲にされている。別の章で私はこの重大な問題を扱っている。そこでは私が案出し、国際統計会議によって承認された病院統計の方法を紹介しており、また、外科手術とその結果を記録することを提案している。

　注意深く観察する者であれば、病院内での発熱および病院壊疽や丹毒、膿血症の発生とまん延についてをみるほうが、死亡率をみるよりも病院の衛生状態の欠陥をよりよくはかることができるということをもはや確信しているはずである[1]。しかしここでは話を先に進めよう。そして次のように言っておきたい——注意深い観察を行う看護師の経験を積んだ目をもってすれば、患者に現れる毎日の、いや私に言わせれば刻々の変化、それも定期的に患者の側にやってくる医師の目にはほとんどとらえられることのないような変化、それこそが、その病院が病人を迎え治療する目的にかなったところであるかどうかを判断するための、より重要なデータである——と。ごみごみした病室や換気不全、構造の不備、建築上ならびに管理上

の整理の悪さ、こうしたことがあると人は徐々にではあるが、いらいらや無気力、熱っぽさ、またいわゆる**不快**などを覚えるようになることから、病人はベッドの札に記入されている疾患名ではないほかの何かのために悩まされているという確信を否定できないように思える。そして、いったいその原因は何であるか、という疑問が私の中に次第に形づくられてきた。さまざまな国の、さまざまな気候条件下におかれている病院が、長い年月にわたって示してきているものを私がこの目で観察した結果、この疑問には次のように明確に答えられる、すなわち――最近の何年間かの病院の進歩は最大限に評価するにしても、それでもなお、そうした病院での苦しみのかなりは、また少なくとも死亡率のかなりは、回避できるのである、と。

　それでは、いったいそうした結果をもたらす病院の欠陥とは、具体的にどういうことなのであろうか？

　私はすぐにこう言いたい――私の指摘するような害悪の大部分をもたらす原因は、病院の敷地と設計上の欠陥、およびそれらに伴う不完全な換気と過密である、と。

　これらの事実は、衛生状態に関する実証済みの経験から、ほぼ必然的に得られる。しかし、聡明な病院住み込み医の場合はおそらく例外であろうが、当然もっと早く回復してよかったはずの病人が、何週間も、果ては何か月間も回復が遅れて病院にとどまることになるという一連のプロセスが継続的に観察されるようなことはめったにない。私が知っている例では、軽度の熱のあった患者が病院に入院したところ、1週間も経たないうちにその熱は治まったが、病室の悪臭のゆえに、その後8週間が経過するまで健康状態に戻れなかった、というのがある。

　病気のうちの多く、それも決定的な多数は病院内で発生しているということに、注意深い病院当局者たちは自らの経験から気づいていないのか、と私は問いたい。この問題について私が書くならば、

間違いなく1冊の書物ができあがるだろう。1例だけあげておくと、英国の最も健康的な州の1つにある小病院の事例であるが、そこでは9か月間に24人の哀れな同胞が丹毒に苦しめられ、そのために8人が亡くなった。そしてその大部分はきわめて些細な事故や手術の後に起こっているのであった。彼らのうちの1人だに丹毒にかかる必要はなかったのであり、ましてや死ぬ必要などさらさらなかったのである。

　しかし、この問題に立ち入るとすぐに、少なくとも発酵病[†1]の発生に関しては、"接触伝染"や"感染"は一部の病院の非健康的な状態が原因で起こることをわれわれは知ることになろう。したがって、これまたすぐに、この2つのよく知られた言葉の意味を論議し、かつほとんどすべての時代を通じ、あらゆる国の人々を震え上がらせてきたこの2つの悪魔をなぎ倒すために、われわれは本題から脇道に逸れざるを得ない。

　ところがこれはいっそう必要なことなのである。というのは、わ

---

　*1 (p.9)　1862年に英国医学協会へ寄せられた Paget 氏の提言の中から引用した次の示唆に富む一説は、この問題に重要な関連をもっている。「丹毒、膿血症その他この種の症例に際しては、確かと思われるその原因を発見できるまでわれわれは努力しなければならない。われわれはこれらの病気は自然発生的に起こるのでもなければ不可避でもないという断固とした意識をもつべきである。一つひとつの症例に際して、病院、救貧院あるいはわれわれ医師個人の開業業務は審問されるべきである。すなわち、その気持ちがあれば個人的な審問——個人的ではあるが正当にして真実の審問、つまりわれらの良心の前での審問を受けるべきである。そしてもし病院に、救貧院に、あるいは開業業務にやましいところがあるとわかったならば、それらに有罪を宣告し、かつそれらの非を改めようではないか。」「私がこれまでに用いたり、あるいは用いられているのを見たあらゆる治療法のうち、私がこの膿血症という全身病を治療する力ありとみなせるものはただの1つしかない。それは新鮮な空気を豊富に与えることである。私が見た最も著しい3つの回復事例の場合、その患者たちは昼も夜も風の中、病室中を吹き抜ける風の中に横たわっているように、と言い渡されていたようである。」

　†1　チフス、天然痘などの古い名称。

れわれがすぐれた病院付き添いや看護をどの程度投入できるかが、病院病や死亡の原因と仮定されているこの２つが実際にもたらす影響を大きく左右するからである。諸病院で流行している発酵病のために、看護師[*2]および医師、そして医学生もが不幸にも命を落としてきている。この種の病気の伝播がはたして不可避のものであるのか、それとも予防可能なものであるのか、われわれはぜひともはっきりとさせねばならない。もしも前者であるとすれば、そうした必然的に死に直結するような病院というものが、そもそも存在すべきであろうかどうか、を考えてみなくてはなるまい。もしも後者であるならば、その種の病気の伝播を予防するのはわれわれの義務である。

病気のまん延を説明するものとしての"接触伝染"という考え方は、衛生上の配慮が無視されたためにおびただしい数の人々が伝染病におそわれ、人々は自然の法則が自分たちを守ってくれると思うのをやめざるを得なかった、そうしたときに取り入れられ始めたのである。まず詩人や歴史家たちが先立ってこの言葉を使い始めたのであるが、この言葉は最終的に医学の専門語[*3]とされてしまい、それ以来ある種の人々、それも主として南ヨーロッパ地方のどちらかというと教育のない人々の間に、悪疫がなぜ起こるのかの理由として、またそれが繰り返されるのを防ぐ努力をしてみたところでだめなのであると弁解する口実として、根をおろしたのであった。

ところで、いったい接触伝染とは何だろう？　それは**接触**によって人から人へと病気が伝わることを意味している。そこにはちょうどキノコ類の胞子のような、ある種の微生物の存在が仮定されているわけである。それを何かに封じ込むこともできるし、またそれは衣類や雑貨、特に毛のもの（微生物の類は毛のものに特別付着しやすいとされている）、また羽毛の類（あらゆるものの中でも羽毛の類が好きである）などに付着して、どんなに遠くまででも運ばれてしまう。そして、検疫法のとおりにすれば、悪疫の流行している国か

ら生きたガチョウが簡単に輸入されてしまうだろう。が、もしもそのガチョウが航海の途中で人間に食べられてしまうと、その羽毛は地域社会全体に危険を及ぼすものとして上陸は許されない。この説をめぐるかような不条理をあげつらえば終わりがないくらいである。ただこのように言うだけにとどめておこう——この言葉を普通に解釈すれば、"接触伝染"なるものが存在すると科学的探究によって承認されるはずの証拠はないのである。

　特定の病原菌が存在するような病気は２、３認められる。その病原菌は目で確かめられ、味わうことができ、分析もできて、ある種の条件下においては接種によって原型である病気を伝播する——その病気とは、例えば天然痘、牛痘などである。しかしこれらは想定されているような意味での"接触伝染"ではない*4。

　"感染"という言葉はしばしば"接触伝染"と混同されるが、ある事実を表すものであって、何らの仮定も含んでいない。が、"接触伝染"なるものがないのと同様に、**避けられない**"感染"なるものは存在しない。感染は空気を通して行われる。人間が呼吸して空気が汚れると感染が起こるのである。カルカッタにある営倉へ150人の健康な人間を閉じ込めるならば、24時間のうちに、やがては収容者のほぼ全員を殺してしまうほどの強烈な感染が起こるであろう。病人は健康人に比べて一段と影響を受けやすいから、もし病人が不十分な空間に、新鮮な空気が足りない状態で閉じ込められたとすると、そこでは発熱がみられるばかりか、丹毒、膿血症そのほか病院

---

*2　この章の終わりの"病院看護師の死亡率に関する覚え書きA"を参照してほしい。（本書では省略した。）

*3　この章の終わりの"伝染学説の由来に関する覚え書きB"を参照してほしい。（本書では省略した。）

*4　不思議なことに、これらの直接感染する病気は、1851年のパリ国際検疫会議によって、一般的な検疫法の運用から除外された。この会議では、検疫の対象をペスト、黄熱病、コレラに限定し、「疑いの余地ある健康証明書」を廃止することで、「伝染病」仮説に論理的な一石を投じた。

原発の流行病の類が発生するに決まっている。

　さらに、換気の悪い過密病棟をもった病院に熱病が起こったとすると、そこの空気は血液を毒するに足るだけ汚染されているとみなしてよく、その結果は単に病人を害してその死亡率を高めるのみならず、医師や看護師をも害して熱病にかからせてしまうだろう。

　上記のような事例のどれをとってみても、“感染”なるものは不可避なのではなく、ただ、ケアの不在と無知とからくる結果にすぎないということがすぐにわかる。その主題をめぐって今、私が記している実際的な側面が人々に認められ、それに従って行動がとられるならば、病院における接触伝染などはすぐにわれわれの目に触れなくなるであろう。

　病院によっては、いわゆる“伝染”病のための病室を別棟に設けているが、実際にはそのように考えねばならない病気はないはずである。適切な衛生上の予防策をとれば、きわめて“伝染性が高い”と評判の病気も、一般の患者と一緒の病室の中で、何らの危険なく取り扱えると思う。適切な衛生上の配慮がなされていないと、“感染”という最悪の惨事の被害者になるために多数の健康な人間が集まって暮らすことになってしまう。

　発酵病が病院内に発生したという単純な事実、あるいは、その種の病気で入院したのではない人々がそれにかかったという事実、病院なり病棟なりに対する非難の理由としてこれ以上強いものはないはずである。また、ある町を非難する理由としては、そこで伝染病が発生したという事実が最も強力であろう。感染、無能な管理、不良な建物などは、病院においてと同様、町においても同義語である。

　病院病は起こる必然性が**ない**のに起こっていることを示すために、私はこれだけのことを言う必要があった。次に取り上げる敷地や建物あるいは管理などの欠陥が、病院病の主なる原因であると思われる。

1. ひとつ屋根の下に多数の病人が密集

　他のすべての条件が同じであれば、ある地域とある地域の疾病と死亡の数は、人口密度がどのくらいであるかによって決まる、という事実はよく知られている。

　病人がひとところに過度にかたまっていることもこの法則の例外ではあるまい。いやむしろ、病気の人間というものは健康人に比べて一段と影響を受けやすいから、そうした事態がひとしお病人を苦しめると思ってよいのではないだろうか？

　ものごとはすべてそうであるが、これにももちろん理由があるのであって、ひとつ屋根の下に多数の病人がかたまることがなぜ惨事をもたらすかというと、別の点での厳しい窮状、すなわち病人への注意が届きかね、管理が不十分になる危険をはらむからである。そのほか、病人がかたまっていることから不測の事故が起こるもので、換気の不足、不潔、その他の衛生上の欠陥を必ず伴った管理の失態が生じやすい。これが純然たる事実である。

　この事実に関して何か確証がほしいというのであれば、ひとつ屋根の下にいまだかつてないくらい多数の患者を一時に詰め込んだ病院におけるすさまじい死亡率をあげよう。それはスクタリの病院のことである。このあまりにも有名な例は、ある時期、2,500人もの傷病者を収容していたその病院で、5人のうち2人が亡くなっている、というものである。一方、クリミア半島におけるテント病院では、整った建物もなく、毛布もなく、食物や薬品も不足していたが、病人の死亡率はスクタリの病院の約半分であった。が、それらのテント一つひとつには数人の患者しか収容していなかったのである。病人の一部を別棟の木造仮兵舎に収容していたバラクラヴァの小病院でさえ、このように高い死亡率は出していない。バラクラヴァよりも高地にあって、海からのそよ風を受けている城郭病院の換気のよい独立家屋の仮兵舎では、その当然の結果として、傷病者の

死亡率は 3％にも満たなかった。しかしながらここで訴えたいのは、これら小病院の健康度の比較ではなく、過密という現象が危険であることの無比の証拠である。スクタリではひと月の間に病院壊疽の症例を 80 も数えたことがあるし（しかも、もっともっと多数の症例が記録漏れになっているとみてよいのである）、膝から下の切断術を連続して受けた 44 症例のうち 36 症例もが死の転帰をとっている事実もあった。また、院内に発生した熱病が 10 の単位はおろか 100 の単位にまで及んだ事実もあった。

　しかし、何と言っても、密集したひとつ屋根の下にいることが病人ならびに四肢障害のある人たちに及ぼす影響を最も如実に示しているのは、前世紀の終わりごろの、したがって改築される以前のオテル・デュ（パリ市民病院）における経験であろう。

　M. Husson の「病院に関する調査研究」に示されるオテル・デュの図面をみると（**図 1-1**）、病院の建物の各部分は同一平面上にあることがわかる。つまり、各階に 550 以上はあったと思われるベッドで埋まっているひと続きの病棟には、空気の流通があったとみてよい。病院全体では 1,200 床はあった。が、ベッドの数は病人の数を意味するとは限らない。当時は 1 つのベッドの上に寝られる数だけ病人が詰め込まれていた。したがって、この病院には一時に 2,000 ～ 5,000 人、あるいは 7,000 人もの病人が入っていた。そして患者 4 人につき 1 人が死んでいたのである。

　1788 年には、オテル・デュの**ベッド 1 つ**は 2 人ないし 4 人の病人を収容するようになった。M. Husson の「病院に関する調査研究」には、この点に関して非常に興味ある記録があるが、それはこの章の終わりの "覚え書き C"[†2] にあげておく。それによると、16 世紀、1515 年にはベッド 1 つに 8 ～ 12 人の患者を収容する多数のベッドが使用されていたにもかかわらず、ベッドの収容数よりも病人の数が著しく増加した 1530 年には、ベッドは交替で使われるよ

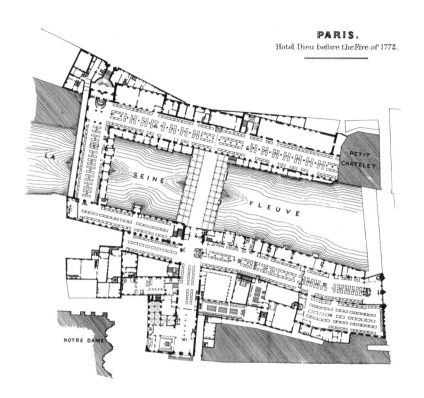

PARIS.
Hotel Dieu before the Fire of 1772.

LA
SEINE
FLEUVE
PETIT CHATELET
NOTRE DAME

図 1-1　オテル・デュ（パリ市民病院）の病棟配置図（1772 年の火事による焼
　　　　失前）

うになり、ベッドを離れる番になった患者がその間休めるようにと
ベンチが置かれた。

　この問題を長々と論じていくと、あまりにも胸が痛んでくる。特
に、その当時の病院管理が最良と思われる判断のもとに行われてい
たということを認めざるを得ないとすると悲しい。ただ、これを戒
めとしてとっておこう。そして、たとえどんなに小規模な病院の場
合でも、このように恐ろしい生命無視の事態をもたらす構造上の欠
陥や管理のミスを、われわれは繰り返さないようにしたいものであ

　　†2　「かつてのパリのオテル・デュにおける、1 ベッドに患者が密集してい
　　た様子に関する覚え書き C」は本書では省略した。

る。

　人類にとって幸せなことに、患者一人ひとりが個々のベッドを使えるようになってから、はや久しい。

2. ベッド 1 つあたりの空間の不足

　空間容積が不足していれば必ず換気が悪くなる。したがって空間容積と換気とは切っても切れない関係にある。この法則は病院、兵舎、その他すべての居住場所に適用されるものである。

　過密になると、すなわち過密のために換気が悪くなると、健康人の間にさえ病気が生じる。まして入院中の患者間にはその傾向が著しい。民間病院ではベッド 1 つあたりの空間容積が 600 〜 2,000 立方フィートである。それが一部の軍病院ではかつて 300 立方フィート以下であった。そして 700 〜 800 立方フィートというのが、いささか危ないが許容できる値であった。昔の軍のしきたりでは、病院のベッド 1 つあたりに 600 〜 800 立方フィートを割り当てていて、そうした体制のもとの軍病院はきわめて非健康的であるとわかったのであるが、すなわち過密だったのである。ある時期のスクタリでは、この決まりの半分の空間しか与えられていなかったほどである。その結果は極度の過密状態をもたらし、それが悲惨な事態を生み出す一要素となったのであった。病院をベッド 1 つあたりの空間容積の点で比べてみれば、その大きさによって病人の外見が非常に変化すること、また病室の雰囲気が変わることに誰もが気づき、驚くであろう。空間容積は換気という問題にとって主要な要素なのである。ベッド 1 つあたりの空間がある値以下の場合、レンガや石でできている病院であれば、病室を暖めて、しかも換気をするのは不可能である。過密の病室では実際、窓という窓をすべて開け放さなければならない。

　田園の風通しのよいところでは、建物の建て込んでいる都市の場

合に比べて、空間容積はさほど問題にしなくてよい。独立家屋式の兵舎やパビリオン形式の病院、その中でも特に平屋建てのものの場合は、大きな建物の中に部屋が数多くあったり何階も積み重なったりしている病院に比べて、空間容積は重要ではない。

　しかしながら、いかなる環境にあっても、ベッド1つあたりの空間容積を1,500立方フィート以下に抑えると病人の経過は思わしくないであろう（堅固な建造物の病院の場合）。パリの病院はそれが1,700、ロンドンは2,000、そして今は2,500立方フィートが妥当であると考えられている。が、いったい、国中のどこにせよ、それだけの空間容積を要求している病院があるだろうか？　これだけの空間容積では病人には適当ではないと実情を証言する声があがらないのか？

　ロンドンのさる大工場の雇い主が、最近次のような事実を述べている。――彼は事故にあった労働者を2つの別々の市立病院へ入院させることにしていた。ところが一方の病院へ患者を送った場合は早々と回復するが、いま1つの病院に入院した者はしばしば丹毒を起こし、死亡に至る者もあった。よく調べてみると、前者の病院は後者よりもより広い空間容積が与えられていたのに対し、後者の病院は狭く、そのうえ外気の導入が不十分で建物の構造も悪く、人工換気をしなければとうてい空気をよくできないような状態であった。

　隣接したベッド間の空間を十分にとることもまた、きわめて重要である。ベッドの上にだけ十分な空間があるのではだめである。スクタリの天井の高い回廊で、足元と足元の間が3フィートほども離れていない2つの長いベッドの列を私は見たことがある。どのような環境においても、少なくとも幅8フィート、長さ12～13フィートほどの面積をベッド1つごとに与えたいのであるが、それでも決して広すぎはしないだろう。

3. 換気の不足

　ほかの何の不足よりも、新鮮な空気の不足は、患者の外見に真っ先に現れる。新鮮な空気が足りないことは、ケアをまったくしないか、あるいは気ままにしているのと同じくらいの悪影響をもたらす。病室**内**の空気を**戸外**のそれと同じくらい新鮮に保てないのであれば、患者は外に出たほうがましである。ところがそれでは、どこかの市街地のように**戸外**の空気も新鮮でない場合は、どうしたらよいだろう？ 医師たちがよく知っている２、３の症例については別であるが、病室内に新鮮な空気を直接取り入れることの危険は非常に誇張されて言われている。ベッドに寝ている患者は風邪をひきにくい[*5]傾向があり、加えてここ英国では燃料が安く手に入るから、新鮮な外気を病室に取り入れるために病室が寒くなってしまったり、患者の掛け物が十分でなかったりすると、必ず文句が出る。人工換気法を使えば決して文句は**出ない**。非常に建築構造の悪い病院、また燃料が貴重で、かつ冬が非常に寒いといった地方では人工換気が必要であろうが、それは窓を開けることの代わりにはまったくなり得ない。パリで最良とされている病院では、人工的に換気がなされているが、窓が開け放たれないかぎり、病室は決して新鮮な空気で満たされず、空気はよどんでいる。この問題をめぐっては、パリでも最近論議が起こっている。英国の著名な権威筋は、パリのあるパビリオン様式の病院を、パビリオン様式の建築であるからではなく、患者に新鮮な空気を与える理想的なパビリオン建築を無視して人工換気をしているから"いまいましい"、と非難していた。立派な窓があっても、そこから新鮮な空気を入れるのでなければ、何のためのぜいたくといえようか？ 人工的に暖めた空気の中に患者を閉じ込めることは、すなわち彼らを火力の弱いオーブンの中で焼いているようなものである。ラリボアジエ病院の窓を開け放ち、火をたいて暖め、適度に乾燥させておく──これで世界中で最高の病院の１

つとなろう。

　窓を開けたり閉めたりする自然換気こそ、病人の生命の源泉、すなわち新鮮な空気、を手に入れる唯一の有効な手段である。が、自然換気を行うためには、病室が少なくとも 15 〜 16 フィートの高さをもっている必要があり、また相対すると窓と窓との間は 30 フィート以内でなければならない。換気に必要な空気の量については、これまで非常に軽視されてきた。それはなぜかというと、呼吸によって生成される多量の炭酸ガスが取り除かれるべき主な有毒ガスであると考えられてきたからである。成人 1 人が 24 時間に生成する炭酸ガスの総量は約 4 万立方インチであり、16 人収容の兵舎式建物の場合、その量は **1 日につき** 370 立方フィートになる。そうした部屋で、ドアも窓も閉め切って夜間 8 時間経つと、炭酸ガスの生成量は 123 立方フィートで、1 時間あたりにすると約 15.5 立方フィートである。これだけ多量の炭酸ガスは、速やかに排出されないと、間違いなく健康にとって有害なものとなるであろう。しかも、それだけではない。炭酸ガスと一緒に生成される有毒ガスで、より強い障害力をもっているものがほかにもあるのである。成人は 24 時間に肺および皮膚から 48 オンス、すなわち 3 パイントの水を蒸泄する。ひと部屋に 16 人いれば、8 時間に 16 パイントの水を蒸泄し、加えて 123 立方フィートの炭酸ガスがその部屋の空気の中に排出される。湿った蒸気とともに大量の有機物も排出され、すぐにも腐敗状

---

　*5　ベッドで「風邪をひく」という現象は、起きているときに「風邪をひく」のと同一の法則に則っている。空気が汚れていて、そのため肺や皮膚はそれぞれの機能を酷使し続けているようなとき、患者に隙間風があたると風邪をひくことがあるだろう。しかしこれは汚れた空気のせいであり、新鮮な空気のせいではない。壁と棟木のところを風を通すように開けた構造で換気をしていたセヴァストポリの木造仮兵舎病院では、患者が「外にいたほうが雪のかかり方が少ないのじゃないか」などと言うことがあるくらいであったが、「風邪をひいた」などとはついぞ聞かれなかった。患者は毛布で十分に包まれていたし、冷たい空気のほうがかえってよかったのである。

態に至らんばかりになっている。この現象は睡眠中に特に著しく、あらゆる排泄物は代謝系の中に再び取り込まれると健康に有毒であるという生命の法則に従えば、こうして湿気をおびて汚れている空気を呼吸し、その結果として当然、呼吸作用によって排泄物を血中に再び取り入れることになる——これがいかに容易に疾病と結びつきやすいかは言うまでもあるまい。

　健康人においてもこうなのであるなら、病人の場合はなおさらではなかろうか？　健康を取り戻すために体外へ毒性物質を排出するのが自然の法則の1つであろうに、病人の排泄物は、健康人のそれよりも、いっそう恐ろしく危険なものである。周知のように、病人の吐き出す息を吸うことの恐ろしさ、また熱病や天然痘の患者がたとえ30分でも辻馬車に乗ることで病気がうつるという恐怖。この恐怖については、あらゆる感染学説が述べ立ててきている。そればかりか、猩紅熱が「ベッドのそばの敷物にも入り込んでいる」といった作り話さえ聞かされている。

　このような正当な（また正当でない）恐怖をもとに推論するならば、人々は当然、汚れた空気を除去するのに障害となる因子を速やかに取り除こうとするに違いない——と思われるのだが、実際はそうではなく、彼らは、汚れた空気を閉じ込めてしまおう、とか、病人から遠く逃げよう、と考えるのである。

　病院を建設するときに何よりもまず考慮すべきことは、このような汚れた発散物を、常時また直ちに取り除いていく手段の工夫であろう。そしてその換気の手段の扱い方を、病院で働く人々に何よりも先に教えておくべきであろう。ところがそれが、**一番最後にさえ**教えられていない場合が、ままあるのである。

　この種の発散物を希釈して除去しようとするには、一般に考えられているよりもはるかに多量の空気が必要であり、換気手段を完全に心得ていれば、吹き抜ける風を起こさずに、また、室温に著しい

変化を起こさずに空気を十分に入れ換える最良の方法を、どんな場合にも応用できる。多くの場合、この手段にちょっとした変化をもたせて実行すると、いっそう有効である。夜間の冷たい空気は強壮剤的に働く。

4. 光の不足

　回復を遅らせる4つの不備がもたらす影響のうちどれが一番ひどく、またどれがそうでもないか、は私に決められはしない。

　しかし、新鮮な空気の次に、病人にとって大切な第二のものとして光をあげたい気がする。ただ昼間の光というだけでなく、直射日光こそが速やかな回復に不可欠である。ただし、ある種の眼の病気の場合ときわめて少数のその他の病気の場合は例外である。暗い病室、あるいはどんなに十分暖められていても北側にある病室、またどんなに完全に換気されているとはいえ他室を通して採光している病室、こうした病室では、いかなる手をかけても、病人はさっぱりよくならない——という実例は際限なくあげられる。健康と疾病に光が及ぼす影響は、Sir Andrew Wylie 氏、Milne-Edwards 医師、Ward 氏などの著作によってであろうが、医師の間ではかなり以前から知られていた。暗い兵舎や北側の兵舎では、明るくて陽の当たる兵舎におけるよりも、病人がたくさん出て当然である。

　光と同類の効果をもたらし回復を著しく速めるのが、冷たい壁ばかり眺めていないで窓の外を見ることであると、私自身の経験から言っておきたい。明るい色の花々を見たり、枕元近くの窓からの光で本を読むことができたりするのが、どんなによいか。一般にはこうしたことの効果は、精神上に現れるといわれている。おそらくそうなのであろう。が、それが、身体のうえに効果を及ぼさないはずがないではないか。

　わが国のような気候条件のもとでは、病院の建物はできるだけ広

い面積に、直射日光を取り入れるように建てられるべきである。最良の病院とされるいくつかのところでは、こうしたことは当たり前であるが、それでもあえて言うと、ごく最近建てられた病院の中にも、これを守っていないものがある。陽の当たる病室では光を和らげるのにブラインドが役立つ。しかし暗い病室の陰気なさまでは回復はおぼつかない。

　病室の縦軸はできるかぎり南北方向に近くとりたい。そして両側に窓をとれば、太陽は（日の出から日の入りまで）どちらかの側に射し込むはずであろ，窓は少なくとも2ベッドに1つはほしい。今日最良とされている病院ではそうなっている。英国に比べて太陽がはるかに強烈な国々でも、ベッド1つごとに窓を設けているところがある。窓の大きさは壁の3分の1がよい。窓の高さは床面から2〜3フィート、天井からは1フィートとする。保温のために厚板ガラスないし二重ガラスを使えばよいであろう。が、われわれは暖かさは作り**出せる**けれども陽の光は決してつくれないのだということ、つまり日光の浄化作用および治療効果はわれわれの手では作り出せないのだということを忘れないでもらいたい。

Ⅱ 現存する病院の設計と構造の欠陥

　健康的な病院が備えるべき必須条件は、原則的には、(1) 新鮮な空気、(2) 光、(3) 十分な空間、(4) 分離した建物ないしパビリオンに病人を分けて収容すること、の4つであると考えてきたところで、日常みられる病室がこれらの条件およびそのほかの必要条件を満たしていない原因は何か、を追及したい。まず基本的な原因を以下にあげる。

(1) 病院の敷地の選択およびそこの気候条件が悪い。

(2) 外気の自在な循環を妨げるような病院構造である。

(3) 換気を妨げるような欠陥のある病室構造である。すなわち、病室の高さが足りない、相対する窓と窓の間の距離がありすぎる、暗い壁に沿ってベッドを並べてある、相対する窓と窓の間に2列以上のベッドが並んでいる、一方の側にしか窓がない、病室と病室とを窓のない廊下でつないである――等々。

(4) 自然換気および暖房の手段が欠けている。

(5) 排水、水洗便所、流しなどに欠陥がある。

(6) 壁と天井に吸水性のある材料を使っている。また、床を洗う。

(7) 病院の炊事場に欠陥がある。

(8) 病院の洗濯室に欠陥がある。

(9) 看護および風紀にとっての設備に欠陥がある。

(10) 病室の家具に欠陥がある。

1. 病院の敷地の選択およびそこの気候条件が悪い

　病院を建てるにあたっては、病人のためにきれいで乾いた空気を

手に入れることを考えねばならないから、湿度の高い気候条件のところではそれはかなわないことは言うまでもない。例えば、よく知られている事実であるが、英国南部の湿気の多い土地では、ある種の病人や虚弱者はいつまでも調子が悪く、いっこうに健康を取り戻せない。そして湿気を保つ粘土質の底土（そこつち）が、わが国のほとんどすべての地方に及んでいて、多かれ少なかれ空気を湿っぽくさせている。この種の土壌は、病院の建設地として好ましくない。最良の土地は、自然に排水できて、砂利が多いかもしくは底土が砂利のところである。河の片、河口付近、谷間、沼地ないし泥地、などは避けるべきである。昔の墓地や、たとえずっと以前といえども有機物が溜まっていたようなところに病院を建ててはならないのは言うまでもなかろう。病院は健康回復のためのものであるけれども、人々はとかくそれを忘れがちで、値段だとか、交通の便だとか、ただの好き嫌いなどによって建築場所を決めたがる。病院が世間に公言している目的は、病人をできるだけ短期間に回復させること、および死亡率を最少に抑えること、であり、この目的をこそ他のいかなる条件よりも優先させて、はっきりと守っていかねばならないのである。

　上記と同様の注意は、大都市ないし市街地に病院を建てる場合の土地の選択に際しても応用できる。もしもただ病人を回復させる**だけ**が病院の目的であるのなら、人口密度の高い非健康的な都会には建てられるべくもない。また病院の目的が医学教育にあるとすると、病気が長引くさまよりも病気からの回復過程を学生に観察させるほうがはるかに教育的であることに間違いない。ほかの病院におけるよりも半分の期間で病人が回復すれば、学生は2倍の数の患者をみることができるわけである。

　類推するに、疾病が長引いたり完全に治りきらない事例、またすでに述べたように死亡率は田舎の病院よりも都会の病院においてはるかに多く、高い。

街なかの土地で石炭の煙その他の公害によって汚染されている地域に3階や4階を積み上げて病人を収容するのではなく、換気や採光を確保し、また広い面積をとって入院患者を分散させて収容する方式をとると、——これはいまや速やかな回復にとって必須の条件とされているが——病院の建築費は非常に高くなる。

　田舎の町では、あるいはそこまでいかなくてももう少し大きい工業や商業の町では、開放的な田園ないし郊外の清浄な空気の中に病院を建てることはさほど難しくない。病人や負傷者を運ぶためには、病院は町のどこからもそんなに遠くない必要がある。そうであればたいした不便なく病院の職員に無料の内科および外科の医療サービスを提供してもらえる。面会日に患者の友人たちが訪れるためにも、時間がかかりすぎない距離である必要があろう。だからといって煙や汚染された空気、人の多い商業や工業の中心地の雑踏、などの真っ只中に病院を建ててよい、というわけにはいかない。が、ロンドンのようなところになると話は別である。ロンドンのように広く、しかも急速に外に向かって開けつつある都市では、病院をどこに建てるべきか、は地方都市の場合とはまったく違った観点からみることになる。さらにこの問題は、いろいろな時代に創設された病院の設立基金の種類が絡まって複雑化されており、また大きく変化した人口事情にも左右されてきている。あちこちの主要都市に病院が建設されているが、その場所はその都市の人々の医療を保障するという一般原則に基づいて決められておらず、また何らかの見通しをもって判断されてもいない。病院で受け入れることになるはずの病人を出す母体の人口を考えたうえで、最終的に病院の場所を決めることが、しようと思えばできたであろうに。

　現実の結果として、いくつかの最大規模の病院および主要病院のほとんどが、主要都市の比較的狭い部分に集中して建ってしまっている。それらの病院は一定の範囲内の病人を受け入れるのだが、一

般原則からいえばほかの病院に割り当てられてしかるべき地域にま
で踏み込んだかたちになっている。その結果、そこでは2マイル、
3マイルあるいは5マイルもそれ以上も離れた地域、いや国中から
の患者を受け入れている。

　われわれの首都にある病院について、この問題を例解してみる。
ここにロンドンの略図[†1]を示し、その中心地の1つ、セントポール
寺院から主要各病院までの直線距離を出してみよう。すると、21あ
る病院のうち4病院が1マイル以内に位置している。そのほかはす
べて1マイルから5マイルほどの距離にある。この地図をみるとわ
かるのだが、この首都には、今日認められているフランス方式から
はじき出される平均距離よりもはるかに離れたところから病人を病
院へ連れていかねばならない地域が広く存在している。事実、病院
の問題をめぐって起こっている論議の中で、距離のことは全然理解
されていない。

　ロンドンにおけるこうした病院の配置から、病人人口のかなりの
数が首都の中心部に集められているという結果が出てきており、そ
の場所はたいてい人口密集地帯の真っ只中、とりもなおさず非健康
的な土地柄なのである。もしも今ある一般病院の全部が首都の中心
部からそれぞれ適当な距離に配置されているならば、病人たちには
便利であり、かつはるかに清浄な空気の中にあるはずである。すで
にある病院を移転したらどうかという話は折にふれ論議されてきて
おり、最近ではそれらの病院の1つである聖トマス病院について具
体的なかたちが考えられたりしている。それをめぐって長い間激し
い論議が起きているのであるが、そこでは、この種の問題に付随す
るあらゆる要素が検討され、最終的に出された可能性というのが、
将来の病院用地はそうした諸要素をもとにしてではなく、環境状況
のみをもとにして決定されるようになるであろう、ということであ
った。が一方において、この注目すべき論議で取り上げられた主た

る問題についても手短に検討する価値があろう。

　病院の場所を決定する要素は以下のとおりである。

　　第一に、そして他の何よりも優先させて考えねばならないの
は、空気の清浄さ、である。

　　第二は、病人や負傷者をそこまで運ぶ利便性、である。

　　第三は、医師および病人の友人たちが行くのに便利かどうか、
である。

　　第四は、医学校があるならば、そこに近いこと、である。

　以上はいずれも病院の場所を決めるための重要な要素である。た
とえどんなに空気のきれいなところに病院を建てても、患者や医師
がそこに行けないのでは意味がない。この種の問題には常識という
ものを役立てればよいわけで、そのうえで、すべての条件が一応同
じ程度に整った場合は、病人に最も効きめのあるきれいな空気、と
いう第一の条件がどうであるかをいつも優先させて考えればよいの
である。

　病人を運ぶ手段という点での最良の解決策は、その病院を利用す
るはずの人々が住む地区に近接した郊外を病院用地に選ぶことであ
ろう。パリにおける方式は多少なりともそうなっている。パリの最
良の病院のいくつかは、郊外もしくはそれに近いところにあって、
入院したい者は既定の規則に従い、まず中央の事務所で医師に会
い、それから空ベッドのある病院へとまわされる。ただし、事故そ
の他緊急の場合は、どこかの病院の医師ないし外科医の証明を得
て、どの病院へでも直ちに入院できる。この方式では、患者は家を
出てからまず中央の事務所に行き、そこからまた病院へ行かねばな
らない。病院のいくつかは、その事務所からかなり離れたところに
あるのである。

---

　†1　ロンドンの略図は本書では省略した。

この方式が実際にどのように動いているかを例解するために、その位置関係を描き出してみよう。入院事務所はオテル・デュの近くにあり、そこから各市立病院までのヤード数（直線距離）、および各病院のベッド数を書き出してみる。すると、4つの病院だけが事務所から1マイル以内のところにあり、残りの12の病院は直線距離で1マイル半から2マイル半も離れている。道路は曲がりくねっているから、これにさらに4分の1マイルは加えて考える必要があるし、平均して3分の1ないし2分の1マイルは病人の家と入院事務所との間の距離としてみなければなるまい。このハリ方式には、距離の問題のほかには実際上の困難点は見当たらない。ただし先にも述べたように、緊急の患者は医師の証明を得てどこの病院へでも直ちに収容されるのである。

　当然ながら、ロンドンで同じような方式をしてみるのに比べれば、パリにおける距離の問題はわずかなものである。そのうえロンドンにはいくつかの特殊病院、すなわち肺病、天然痘、チフスのための病院があって、それらはいずれも、パリに比べればはるかに遠いところから病人を収容している。

　汚れた街なかの空気よりは田舎の新鮮な空気のほうが病人にとってよいことはわかりきっている。そこで、問題は先に列挙した条件の1つ、すなわち通いやすいかどうか、ということの周囲に狭められてくる。新鮮な空気と、そこへ行くのに便利なしかるべき手段とを備えた土地が手に入れば、必要条件は満たされたと思ってよいだろう。鉄道の便を使うことにすれば病院までの距離は延ばしてもよいのではないかという提案はこれまでにも出されてきた。必要であらばこの案に反対はできまい。2〜3年前までは、首都の死者のうちかなりの数が、埋葬のために鉄道で長距離を運ばれることになるなどとは、誰もが思ってもみなかったに違いない。友人たちに不便もかけず、彼らの心情も傷つけずに、死者は現在そうされている。

しかしながら実際のところ、病院の位置に関しては、厳密な規則は何ら決まっていない。

　新しく病院を建てるとなると、どこに建てるべきかをまず決めるのが正しいやり方である。次には、手に入れ得る用地すべてを探し出すことである。次いで、すでにあげた条件に照合して、その1つを有識者に検討してもらい、最良の土地を選び出す。

　最近の病院用地はこうして決められており、実際に要件を満たしている。これに反した方法をとった場合に生じる弊害は、いくつかの徒党が組まれやすいことであり、特に、この問題に十分通じていない人間が徒党を組むのである。1つの徒党がある土地を主唱し、別のグループは別の土地をと叫び、正当な理由が損なわれてしまう。

　もしも今あるロンドンの病院全部を、現在の位置からもっと遠くの、ただし通える範囲の健康的な土地に移すとしたら、事故や重症および急病の患者は例外として、病人はその変化から計り知れないほどの恩恵を受けるであろう。それらの特別な患者のためには、一番便利そうなところに特別の病室を設けておけばよいのである。この種の患者すべてにこのやり方で対処し、動かしてよいくらいに回復したら直ちに郊外の病院へ送る、というふうにしてはならない理由はない。病院の受付および外来診療部門が上記の救急用病室に所属していればよいのである。

　このような変化がもたらされたならば、田舎に住む人々は特に恩恵を受けることになり、自分の家がある新鮮な空気の中からロンドンの汚れた空気の中へと出ていく危険——この変化には多少なりとも他の危険も付随する——から免れることになる。

　病院を移せば医学教育にも利があろう。ロンドンでの漫然とした講義ハンティングや病院実習に取って代わり、静かで勉強に向いた大学環境が得られるはずである。このようにして純然たる教育の場を手にできよう。

2. 外気の自在な循環を妨げるような病院構造

袋小路のようになっている中庭があり高い壁に取り囲まれている病院、あるいはどうかすると不幸にも中庭が2つもある病院があるが、これでは新鮮な空気は病室に届かずよどんでしまう。

これは病院建築上なされる過ちの中でもきわめて重大なもので、実のところ古い病院のほとんどすべてにこの種の欠陥が見出され、さらに近年建てられた病院の中にもこの型の欠陥建築が、まま見受けられる。

外気が何ものにも妨げられず自然のままに流れている場合はともかくとして、一般に病院の周囲の空気は病室の換気に使えるほどきれいではない。病院周囲の外気の流れを妨害するものはいろいろある。隣接した高い壁、煙を出している煙突、高木、土地の盛り上がり、などは多かれ少なかれ悪影響を及ぼす。が、なんと言っても最も悪いのは病院そのものの建て方なのである。

病院建築の悪い例ならいくらでもあげられる。その1つがパリのネッカー病院の1棟である（**図2-1**）。

この例では中庭がかなり広くとってあり、そのためにある程度は欠陥が回避されている。しかし、こうした建て方をより小さい建物に当てはめてみると、欠点はむき出しになってくる。**図2-2**が同様の欠陥プランである。このような配置は決して病院に応用してはならない。

これではコーナー全部に空気がよどんでしまう。たとえ**図2-3**のように、建物が三方だけにしかないとしても、翼にあたる部分の出っ張りが翼とは呼べないほど短ければともかくとして、やはりだめである。

この形式の建て方をして、しかも安全な唯一の設計は、ヴァンサンヌ陸軍病院の図面のようにコーナーを全部開いてしまうかたちである。この図面では、コーナーは1階のアーケードでのみ連接して

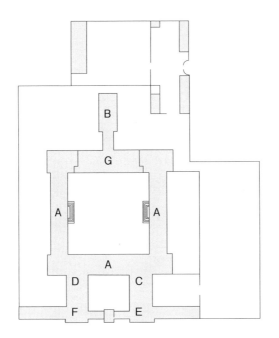

A. 病室　B. 礼拝堂　C. 炊事場　D. 調剤室　E. 事務室およびシスター室
F. 住宅部分　G. 歩廊

図2-1　パリのネッカー病院の病棟配置図

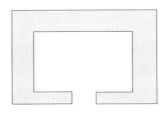

図2-2　ロンドンのロイヤルフ
　　　　リー病院の病棟配置図

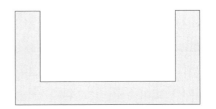

図2-3　ロンドン病院の病棟配置図

いるにすぎない（p.101 **図4-11** 参照）。

　パビリオン形式の建物でも、各パビリオン（本館から突き出た
棟）間の距離が建物の高さの2倍はないと、換気ならびに採光は妨
害される。

ほかに理由はいろいろあるが、このことからだけいっても、病院は3階建てより2階建てがよい。そして、もしアーチのある地階の上につくられるならば、2階より1階のほうが好ましい。

　狭い道に高い建物が建て込んでいる真ん中へ病院を建設するのは、外の空気がよどんでいるのはもちろんとして、院内の換気もだめであるし、どんなに広くとっても絶対的な容積が不足でどうしようもない。

　私はこの問題を、病院の各部門をどのような位置に配すべきかという問題を取り上げるときにもう一度論議したいと思う。

3. 換気を妨げる病室構造の欠陥

　病院が非健康的である原因のうち最も一般的なものの1つが、換気不全、すなわち光線不足につながる病室部分の構造と配置をめぐる欠陥である。"よい病室"という表現は、ただの見かけとはまったく別のことを含んでいる。患者が常時、新鮮な空気と光、また十分な暖かさを与えられていない病室は、決してよい病室などといえたものではない。これら患者に必須の条件は病院の建築がすぐれていて初めて手に入るもので、外観などは問題ではないのである。また重ねて言うが、これらの条件のうちの1つといえども他を満たすために犠牲にしてはならない。上記の3つの条件全部を実現するのは難しいと思う者には、病院建築は自分の天職ではないと納得してもらうほかはないであろう。今日よくなされている失敗の例をここでいくつか取り上げてみよう。

■病室の高さの欠陥

　10フィートとか12フィートの高さのある大きな病室を換気しようとしても不可能である。そしてまた、窓の上に非常に高く壁のあるような病室もとても換気できない。15～16フィートの高さでも、

天井から1フィートのところまで窓がある30床の病室ならよく換気できる。高い窓がないと病室の上のほうに汚れた空気が溜まってしまうのである。が、とても換気しきれないほど高すぎる病室というのもある。好ましい病院換気を行うには、できるだけ速やかに病院中の汚れた空気をはき出してしまわねばならない。いったいどうして窓の操作がらくらくとできないような、そして換気しかねるほど天井の高い病室をつくるのだろうか。窓を開ける便宜のないことは怠慢につながり、高くそびえる病室を汚れた空気の溜まり場にしてしまう。

■向き合う窓と窓との間が広すぎる病室

　向かい側の窓とこちらの窓との間が30フィート以上も離れていると、言い換えれば病室の幅が30フィート以上あると、空気の入れ換えが完全になされるのかどうかはっきりわからない。あなたが病室の大きさを決めるとき、その病室にいくつベッドを入れるかを決めるとき、このことこそが思考の出発点である。幅に対して長さがあまりにも長いとその病室はトンネルと化してしまい、十分な換気にとって致命的である。スクタリの廊下病室がそうであった。

　ところが一方、病室の幅に対して長さがあまりにも短いと、そこに収容できる病床の数はいっこうに増えずに無駄な場所ばかりが広くなる。病室の中心部の空気の動きは顔と手に軽く感じられるくらいで、しかも吹き抜けるという感じを与えないのがよい。

■出入口のない壁に沿ってベッドを配置する

　このような病室は患者の回復に必要な光を奪ってしまうばかりでなく、窓を開けたときに、汚れた空気が外に抜け出る前に真ん中のほうのベッドの上に流れていってしまう。ポーツマス軍病院（**図2-4**）、エディンバラ救貧院の新設部分であるチャタム・ガリソン病

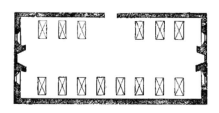

図2-4　ポーツマス軍病院の病室配置

院、およびネトレー軍病院（**図2-5**）にこのかたちがみられる。

　同じ欠陥の著名な例が、以前あったパリの産院にみられる（**図2-6**）。

　不幸にもわれわれはまだこのような構造の病室の実例にこと欠かない。**図2-7**がそれを物語っていよう。これはマンチェスター王立救貧院病院の1つの階をそっくり写したものである。

　この種の建て方では、窓の一番近くに置かれたベッドのほかは新しい空気に浴することは不可能である。このような図面は今後きっぱり捨て去られるべきであること、指摘するまでもあるまい。これと同じかたちがウーリッジの旧海軍病院の一部にもみられる（**図2-8**）。この場合、換気と呼べるほどの空気提供はなされず、病人は必然的に例の汚れた空気を与えられることになる。

■ 窓と窓の間に2列以上ベッドを並べる

　ガイ病院やキングス・カレッジ病院および熱病病院の二重病室、すなわち背中合わせ式の病室にこのタイプがみられる。これはあらゆる点において非難されるべきものといえよう。こうした二重病室は、完全な換気のためにかくあるべしとされる窓から窓までの病室の幅よりも、12〜20フィート近く幅が広すぎる。窓つきの間仕切りで真ん中から仕切られている病室はなお悪い。というのは、内側の列のベッドの患者に風が吹きつけるという苦情がかねてから出ているのである。と同時に、この間仕切りのために、主任看護師が病

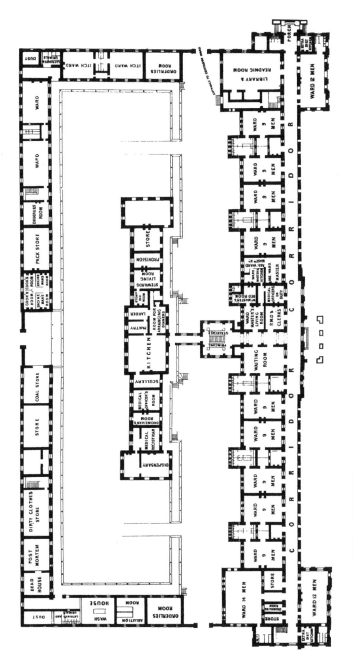

図2-5 ネトレー軍病院の病棟配置図

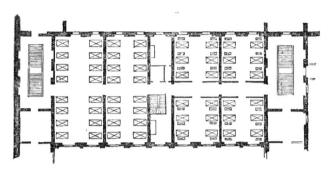

図2-6　パリのクリニーク病院（産科病室のかつての病床配置図）

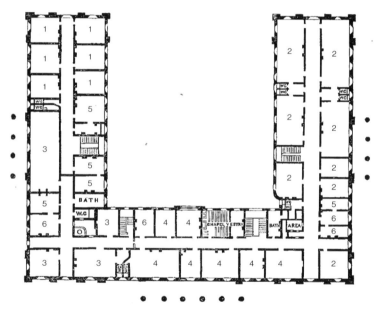

1. 熱病病室（女性）　2. 外科病室（女性）　3. 内科病室（男性）　4. 内科病室（女性）
5. 看護師室　6. 看護師室、炊事場

図2-7　マンチェスター王立救貧院病院の病棟配置

室全体をひと目で見渡せなくなり、彼女の業務遂行が妨害されてし
まう。**図2-9** はキングス・カレッジ病院の病室の図面であるが、こ

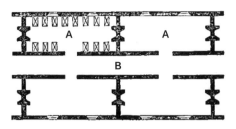

A. 病室　B. 病棟廊下

図 2-8　ウーリッジの旧海軍病院の病室配置

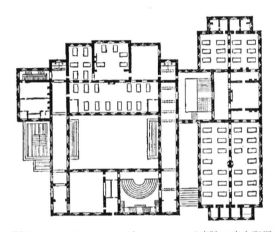

図 2-9　ロンドンのキングス・カレッジ病院の病室配置

うした欠陥がどうして生じるかを示していよう。

■一方の側にしか窓のない病室、あるいは窓のない廊下で連接して
　いる病室

　病院の建物は必ず両側に十分な数の窓をつけて、一つひとつの病
室が外気に直接触れるようになっていなければならず、また各病室
は他の病室とは別の、専有の換気ができるしくみになっていなけれ
ばならない。つまり、一方の側が壁でふさがれていたり、廊下であ
ったりしては病室の自然換気は望めない。一方の側に廊下を設けて

全部の病室のドアも窓もそこに開いているのは、片側が壁でふさがれているよりもいっそう悪い。全病室の汚れた空気が否応なしに廊下に流れ、そこからまたいつの間にか病室の中へ入ってくるからである。この様式では病院全体が１つの複合病室であるようなもので、それゆえに普通には使わないような特別の予防策をとらないかぎり、この廊下がいわゆる病院臭さを生じさせる原因となる。２つの病室がドアで連接しているような病院の建て方も同様な欠陥をもっている。こうした恐るべき廊下式の病室を見たいという人がいるのなら、スクタリが規模の大きなそれである。が、それほどの規模のものでなくてもよいなら、ロンドンのほとんどの病院の一部に廊下で連接した病室があるのではないか。ネトレー軍病院もまたその１つである（**図 2-5** 参照）。

　ここでいま１つ別の例を出しておきたい。**図 2-10** はパリの聖アントニ病院であるが、廊下部分にも病室と同じように病人が暮らしているのである。

　が、この建物はそもそも病院用に建てたものではない。説明するまでもなく配置の悪さが明らかであろう。

　そこへまた、グラスゴー救貧院病院の新しく建てた部分に、**図 2-11** のようなゆゆしき構造上の欠陥のある例を見出すのである。この場合はたしかに病院建築の原則に則って建てられてはいるのだが、病室の一方の端にベッドが３つ、他方の端に４つ、それぞれ窓と窓との間に置かれてしまっている。非常に重症な患者のための小部屋は、流し台や浴室、水洗便所の近くに設けられ、しかも大病室の換気と直接つながりをもっている。遺憾ながらこのような配置の実例があるのである。

　以上に列記した病室構造上ならびに病床配置上の欠陥すべては、次にわれわれが論議しようとしている欠陥のある換気と暖房をめぐ

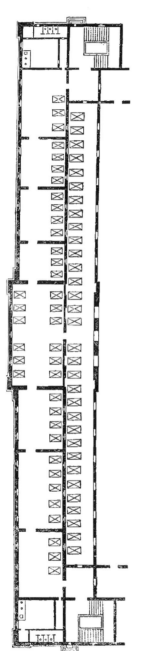

図2-10 パリの聖アントニ病院の病室配置図（古い修道院の寄宿舎を病室に転用）

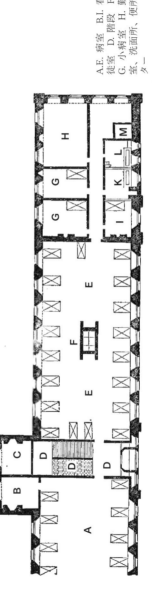

A.E. 病室 B.I. 看護師室 C. 生徒室 D. 階段 F. 煙突と換気筒 G. 小病室 H. 勤務室 K.L. 浴室、洗面所、便所 M. エレベーター

図2-11 グラスゴー王立救貧病院新館の病室配置図（小病室とそれに連なる大病室）

る問題に重大な影響を及ぼしている。

4. 不完全な換気および暖房の方法

　換気問題がわが国で具体的なかたちをもって現れてきた時点では、数人が一部屋に集合している場合、健康な成人1人あたり1時間に600立方フィートの空気があれば十分であろうと考えられていた。しかしながら、その後の経験からそれだけでは決して十分ではないということがわかったのである。それどころか、その部屋の空気の息苦しさと臭気をなくすには1,000立方フィートの空気でもまだ不足なのである。実際には、1人あたり1時間に少なくとも1,500立方フィートの空気が必要なのではないかといわれているが、おそらく本当であろう。

　これが病室となると、病人たちが快適で身体によい状態を保つのに必要な空気量について、私はより確信のある経験的発言ができる。換気装置に欠陥のあったあるパリの病院で、患者の間に膿血症と病院壊疽が発生した。こうした病気は、ベッド1つあたり1時間に2,500立方フィートの空気が病室に供給されるように換気装置が整っていれば発生しないはずなのである。ところがこれだけ多量の空気を供給しても、病室の空気は十分清浄であるとはいえなかった例がある。ベッド1つあたり1時間につき4,000〜5,000立方フィートもの空気が必要な病室もあった。しかしもう一度言っておくが、人工的な換気手段を信頼しきってはいけない。自然換気を行わずには空気は決して**新鮮**にはならないのである。

　これまでのところで私は、病室の空気の状態にとって換気と暖房の手段を講じることがいかに大切であるかを述べてきた。そこでここではただこう繰り返しておくことにしよう──病人のまわりの空気を健康的な状態に保っておきたいのなら、窓あるいはその他の換気口から外界の空気を直接取り入れる以外に空気の流入があっては

ならず、また煙突のある暖炉のほかには暖房装置をもってはならない──と。これが最も安全な暖房と換気の手段なのである。金属面を使って加熱された空気は特に避けるべきである。フタのない暖炉を病室の真ん中に設け、床の下に通気口をもっていくというやり方が適当であろう。暖炉を部屋の一方の壁に設けるのはよくないことは言うまでもあるまい。熱のロスが大きいと同時に、部屋が一様に暖まらないので不公平である。が、暖炉を部屋の真ん中に置くのなら、その効果を最大に生かすには病室の中に煙突を立てる必要はない。グラスゴーの病院やロンドンの近衛病院にそれがみられるのだが、病院というよりはエジプトの寺院のような感じがする。

5. 排水、水洗便所、流しなどの欠陥

　病院の下水道がうまくできていなかったり配置が悪かったりすると、最も危険なタイプの汚水溜めとなる。私の知っているある病院では、風向きが下水の開口部から吹き上げるようになると、てきめんに患者の中に熱病が出たり、回復期の患者の熱がぶり返したりすることがしばしばあった。下水道の換気手段がない、あるいは臭気止めのU字管がない、十分に水が使えない、下水を清掃するしくみができていない、また下水溜めの底がでこぼこで仕上げの工事がされていない、といった状態ではそれが起こって当然である。この場合、下水溜めの沈殿物からの発散物がパイプを通って便所や流し台のほうへ逆戻りして流れ、そこからさらに病室へ行く。下水が患者のいる部屋のすぐそばないし下を通っていて、壁や床のつくりに欠陥があれば、下水の発散物は間違いなく部屋の中へ流れ込んでいく。実際にそれが起こっている病院が現にあるのである。

　最良のつくり方をされた水洗便所が使われないかぎり、患者の安全はとても保証できない。それも病院の主要ビルディングとは**別棟**にして、廊下でつなぎ、窓を両側に設けて採光と換気を病室とはま

ったく別にできるようにしていなければ困る。同じことが流し台についてもいえる。私は、設計が悪くて場所も適切ではない流し台のために、健康な人間までもが熱病を起こした国内の例を知っている。

　フランスの病院で使われている水洗でない便所の臭いは、そこに最も近い病室の突き当たりで非常に激しく、実際そこの空気に重大な汚染をもたらす。これはパビリオン形式というすぐれた設計にすれば、水洗便所にすればなおよいが、たぶん防げるのではないか。

　排水の問題はよくよく研究されるべきであり、結果として完全な排水設備が整えられるべきである。さもなくば、見かけはいかにも壮麗であるが、あらゆる病室へ下水から放散される汚れた空気がたっぷり流れ込むような病院ができあがるわけである。

　さほど昔のことでなく、わが国のある市民病院で、看護師が5人、続けざまに熱病にかかって死亡しているが、それはその病院の排水設備に欠陥があったためである。

6. 病院の床、壁、天井に吸収性のある材料を使い、しかも床を洗う

　呼吸およびその他のルートを通して病人が排出する大量の有機物は、病室の床や壁、天井が非吸収性の材質でつくられていないと、そっくりそこに吸収されてしまい、はなはだ危険な状態をもたらす。

　このようにして、あるいは何か突発的に汚物が付着してそのまま洗わないでおいたりすると、床や壁には有機物がしみ込み、わずかな湿り気さえあれば有毒な臭気を発散する。そこで床を洗うと、石鹸と水以外の臭いが出てくるわけで、いくつかの病院で汚れた床を洗ったら丹毒が発生したということも大いにあり得るのである。

　病室の壁と天井には普通の漆喰が最もよく使われている。漆喰がなぜよくないかというと、これには気孔が多数あり、病人の発散物をそこから吸い込んでしまうのである。漆喰壁ができあがったばかりだとすると、病室中の空気を漆喰が掃除してしまうようなかたち

となる。が、やがてその壁は不潔物の飽和状態に達する。時には細かい植物がその上に現れるが、かき落として顕微鏡でそれと認め得るし、化学的にも調べることができる。病室の壁と天井がこのようにして汚染されると、そこにはいわゆる病院病が非常に広がりやすい。こうした病室の壁の汚れをこすり落として掃除するために雇われた者たちが悪い病気にかかった例も過去にあった。対策としては、定期的に汚れをかき落とし、頻繁に石灰水で洗うことである。苛性の石灰は有機物を分解し、また一時的にではあるが薄い膜で有機物を覆ってしまう。が、このやり方は頻繁に繰り返す必要があるし、それを実施して乾かすまで病室を空にしなければならないこともあって、あまり勧められない。特に病室へ再び病人を収容する前に完全に乾かしておかないと、往々にして病人によくないことが起こるので、特別の入念さが要求される。

漆喰壁を十分に掃除しないで放置すると、その病室の空気は汚染度を増し、病院病が発生すること必定である。

7. 病院の炊事場の欠陥

注意深く観察をしている者は、経験から次の2つの事実を証言できるはずである。

（1）人体組織の回復あるいは保持のためには多数の原料が必要なため、健康の必須要素として、摂取する食物に変化をもたせなければならないこと。病気になった場合はこのことがいっそう重要になる。というのは、身体組織が病的状態に陥ると、その状態ではどのような食物が消化吸収され得るかを、確実性をもってあらかじめ決めておくことなどは、とうてい不可能だからである。病気につきものの、いわゆる "気まぐれ" な好みは、多くの場合、意味ある指針であると受け取ってよい。

（2）最も消化しやすく、そして食物の栄養価を最も経済的に利用す

るように調理することの重要性。

　回復にとってのこのことの重要性に思い至るとき、私は、わが国の民間病院のいくつかがもっている原始的な炊事場、つまりごく限られた料理しかできないに決まっている炊事場に驚かされることしばしばである。これはすなわち、衛生および治療の作用因子として、食事と調理が今日なおいかに軽んじられているかを示す事実である。いまだに、病人を"甘やかす"とか、患者の"ひどい気まぐれ"などという混乱した考え方が残っていて、健康の回復にとって必須の食物は何か、何はそうではないか、ということに関しては、実際にはほとんど知られていない。

　時には、病院の料理人の人選がまずくて、その仕事にまったく適任ではない者が、任された仕事にとどまっていることもある。また、そんな料理人の台所道具は、往々にして、仕事の手ぎわと同様に欠点が多いものである。よく見かけるのだが、食事という名のもとに用意された食べ物を、どうしても食べられない患者がいる。それは、特にその食べ物の質が悪いからというのではなくて、いうならば、それをつくった料理人が、病人の胃の状態をはっきりとつかんでいなかったからなのである。しかるべくつくられたよい薬を病人に与えようと、あり余るほどのケアがなされているのに、たいていの薬よりは病人にとってはるかに重要な食事について、まったくといってよいほど注意が払われていないのは、まことに不思議である。看護師なり医師なりが、おそらくは翌日になって、患者は食欲がない、とか、具合が悪い、とか、ぶり返したようだ、などと気にとめるだけで、炊事場の料理人にその原因があることに、誰一人として思い至らないのである。

　英国陸軍の病院料理人に対しては、これまでに教育が何度か試みられてきているので、そこでは上記のような病人の悩みは、以前に比べればずっと少なくなっているはずである。

しかし、民間の病院の多くは、自慢できるような炊事場を備えていない。そして非健康的病院を作り上げている数ある原因の中に、この欠陥ある炊事場と下手な調理とが、たしかに数え上げられるのである。さらにいうならば、そうしたまずい炊事場が、病室に不快なくらい接近して設置されていることが多い。病室の真下でないにしても、病室へ通じる階段のすぐそばなどに炊事場がある。これは困る。ベッド数が非常に少ないごく小規模な病院は別として、病院では、調理のために生じる湿っぽさや臭いが病人に届かないような場所に炊事場をつくるべきである。

8. 病院の洗濯室の欠陥

　ほんの少し前まで、洗濯室のある軍病院はほとんどなかった。寝具類は請負で洗濯されていたのである。より小規模な病院では、患者の衣類は洗濯されていたが、それは、そういえばいえるといった程度のことで、ささやかな洗濯室あるいは差し掛け小屋を使って、ボイラーはあったりなかったり、洗濯物を乾燥し、整え、また空気にさらしたりする設備は皆無、といった状態での洗濯であった。リネン類は湿っぽい洗濯室から、湿気たっぷりに違いない空気のところへ持ち出され、長時間、あるいはもう少し短い時間かもしれないが、そこに吊るされた。もしそこの“付添人”が、患者を注意深くみている人であれば、そうした洗濯物を患者に着せる前に、病室の暖炉で完全に乾かしたことであろう。地方の病院では、たとえそれが大都市の病院であってさえ、ベッドのリネン類を交換する頻度があまりに少ないようだ。しかも、入院してきた新しい患者を、前にいた患者の使っていたシーツの中に寝かせるのである。

　「兵舎ならびに病院改善委員会」は、この洗濯という病院管理上の重要な部分に大きな変化をもたらし、今なおそれは進行している。すなわち、比較的規模の大きい軍病院に、現在あるうちでは最良と

いってよい洗濯室が備えつけられるようになったのだ。病院にとってよい洗濯室がどれほど重要であるかは、決して十分に認められていない。もちろん、悪い洗濯室の危険も理解されていない。病室の窓のすぐ下、あるいは病院建物の地下など、病院の境界線内でリネン類すべてを洗っている病院をいくらでも指摘できるのである。最近の病院プランの中に、こうした場所に、あるいはひどくなると病室の真下に洗濯室を設けるようにしてある例をさえ、私は見たことがある。多数の病人の発散物で汚れているリネン類からの水蒸気が病院に満ちあふれたならば、この大気がじんなことになるか、その結果入院している患者にどのような影響があるかを少しでも考えてみるならば、このような構造上の誤りはなくなりそうなものである。病院内での異常な病気発生現象にはたくさん原因はあろうが、その1つにこの事実は当然数えられるべきではないか。

　民間病院でも軍病院でも、患者のリネン類を通して"伝染病"が洗濯女にうつる、とたびたびいわれてきている。そしてそれについての一般的な推断は、かくかくしかじかの病気は"非常にうつりやすい"というものである。例えば、私が最近知ったところでは、ある民間病院で、洗濯女が何人か患者のリネンから感染して熱病になったそうである。いったい、洗濯女たちの間には不可避の"伝染病"があるという説をたてる人たちは、洗濯というものの過程、どんなものを洗っているのか、また、彼女たちが洗濯をする場所、などについて調べてみたことがあるのだろうか。もしそうしてみたならば、狭くて暗く、湿った、換気の悪い、密状態の小部屋ないし小屋で、身体の向きを変えるのもままならず、有機物がいっぱい含まれた蒸気があふれて、部屋の向こう側が見えないくらいの状態になっていることに気づくだろう。リネン類の洗い方が不十分で、乾燥が不足しており、洗濯女たちは有機物や汚れた空気を吸って毒される——これは当然ではなかろうか。通常の病院洗濯室は、きわめて病

気にかかりやすい場所といえる。が、このことは、病気の発生は避けられないとか、病気のたちが悪いのだ、といったお決まりの説に**真っ向から**反対できる理由が提示された、ともとれるのである。"伝染"が推定されるような事例の根底には、無知と管理不行届きがある。かくかくしかじかの病気は伝染性であると示しているような事実——それが事実であるとしての話だが——を引用する代わりに、上記のような洗濯設備を改善して、しかるべき洗濯室をしつらえ、そこから病人に清潔に洗われ整えられたリネン類を供給し、またそこで働く人々の健康も損なわないようにするほうが、いかにより人間的な行動であろうか、と私は言いたい。

　適切な場所に病院洗濯室を設け、洗濯女一人ひとりに十分な場所と空間がとられ、水をたっぷり使えるようにし、排水の方法も整え、部屋に蒸気がこもらないようにし、乾燥室とアイロン室も用意する——というようにしようではないか。それは病人にとって非常によいことであるし、同時に、洗濯女が熱病に"うつった"などということが、われわれの耳に入ってくることもなくなるに違いない。

9. 看護および風紀にとっての設備上の欠陥

　決して少なくない数の病院で、構造の単純さを欠くために風紀が乱されている。適切な世話と看護のためには、効果的でわかりやすい監督がぜひとも必要である。それに誰もが知っているとおり、患者というものは、何かほかのものがうまくいかないようなときでも、注意深い看護によって救われる場合がままある。病院建築家の設計がどのくらい看護しやすいものであるか、あるいはその逆であるか、によって患者の回復が助長されたり妨害されたりする、というのはまさにこの意味なのである。

　必要がない戸棚、台所、流し、玄関広間、大階段などは清潔でなければならないし、きれいにしておくには人手と時間を要する、そ

うした場所なのである。またそれらは患者や使用人たちが何か悪い
ことをする気になったときの隠れ場所や逃避場にもなりやすい。と
ころがどの病院にもこうした場所があるのである。掃除の手間がか
かるだけで、ないほうがいいような場所1つをきれいにするために
費やされる5分間は、患者から奪った時間、患者が失った時間、と
考えねばならない。

ところが一方において、病院は便利にできていなければならな
い。わが国で最も新しい病院の1つから、看護のための便利な設備
が不十分であり、手近に物品がなく、何かといえば物を捜さなけれ
ばならない、という苦情が出されている。これは病院の管理が非能
率的であると同時に、コスト高についている実例である。

看護および風紀に関して、病院の構造には4つの主要なポイント
があるが、これは多くの病院では病院建築家が十分な考慮をしてい
ないために不足していることである。確保されていてほしい4つの
ポイントとは、──（1）付き添いが経済的にできること、（2）監督
が容易であること、（3）同一病室および同一階の患者数が適切であ
って、余分の人手や、階段のために無駄な時間・体力を費やさない
ですむこと、（4）病室を監督していくうえでの看護師のための設備
が十分に整っていること、──である。

第一：*付き添いが経済的にできること*──私としてはその実例を
枚挙したくないほどなのであるが、しばしばいくつもの原因のゆえ
に起こってくるただ1つの結果がある。すなわち、病人のためより
も、通路や階段などなどのためにはるかに多い時間や手間がかけら
れている、という事実である。これを回避しようとするならば、病
院の構造ならびに細部をきわめて単純にしつらえる必要がある。昇
降機を取りつけたり、建物のどこででも湯と水が使えるようにした
りすれば、病人に付き添う者の数を節約できる。患者30人につき
1人くらいにはなるのではないだろうか。

第二：*監督が容易であること*——見張り、警戒、当直などのシステムについては、患者が物事をどう言ったらいいのか当惑しているであろうようなほとんどの病室において、よく考えられている。患者によっては何でも知りすぎるかもしれない。患者と同じく、付添人たちも監督を必要とする。病院構造がどのような方式のものであるにせよ、常時監督が容易にできるようにつくられていなければならない。この点でヴァンサンヌ陸軍病院の設計（p.101 **図 4-11**）はラリボアジエ病院の設計（p.99 **図 4-10**）よりもすぐれており、同一階により多数の患者を収容できるようにしてあるため、階段はなくてすむ。

　第三ならびに第四：*付き添いをしやすい数に患者をまとめること、および看護師室の位置*——ロンドンにみられるように、10 人ずつの患者を収容した病室 4 つを 1 人の主任看護師が確実に監督するのは困難である。40 人の患者を 1 つの病室に収容してよいのなら、1 人の主任看護師がそれだけの患者を十分監督できるだろう。そのためには病室を見渡せる窓を設けて、昼夜を通じて病室全体を彼女が見張っていられるようにする必要がある。4 病室を受け持っているのだとこうはいかない。2 病室を受け持つ場合は病室の端と端が接するように建て、両病室の間に両方の部屋を見通せる主任看護師室を設ける。

　ロンドンでの平均的な在り方をみると、各 10 人の患者を収容する病室 4 つを 1 人の夜勤看護師がみるのは不可能である。1 病室に40 人の患者であれば、夜勤看護師は 1 人でも十分間に合う。

　病院の運営上、小病室はまことにやっかいである。

　しかしながら、最新の病院建築の実例を参考にするならば、衛生ならびに管理上の理由を考え合わせると、好ましい病室の単位は 32床、という結論になろう。

　ところで、従来のわが軍病院ではどのようにしてきたかを振り返

ってみよう。わが国の古い軍病院のほとんどにみられて、われわれ
を考え込ます第一の現象は、収容している病人の数に比べて法外に
多数の病室やホール、コーナーなどがあることである。例えば、
500 〜 600 の兵士をもつ部隊のための病院に、8 〜 10 の小部屋（そ
れを病室と呼び間違えているのだが）と小さい台所とがあり、すべ
て押しつぶされた病院のごとく、小規模にできている。特殊な患者
のための"不時用"小病室 1 つのほかは、28 人ないし 32 人収容で
きる大部屋を 1 つないしせいぜい 2 つもつようにするほうが、どん
なに賢明なやり方であることか。そのほうがずっと建築上および管
理上の費用が少なくてすむし、規律を守りやすく、監督も容易であ
り、それに換気のためにもはるかに好ましい！ 最近建てられる軍病
院はこうした欠陥をなくしてある。

　民間の大規模な一般病院に話を移そう。騒々しい患者や攻撃的な
患者のためのいわゆる"不時用"病室は、大部屋 1 つごとに 1 つず
つ付属させるよりも、いくつかまとめて、専属の職員も用意して、
別の離れたところへ設置するほうがよいと思う。病状からみて小病
室へ入れるのが最適であるような要注意の患者は、入れてしまうと
多かれ少なかれ無視される可能性が考えられるし、また病室つきの
看護職員を不当に独占する可能性もあるので、小病室へは収容でき
ない。また回復期の患者を小病室へ入れると多少なりとも監督の目
から逃れられるため、しばしばよからぬたくらみをしやすい。"不時
用"病室を本来あるべき姿をとって、別に離して設ける場合、大部
屋の隅に小部屋をつけるやり方（フランスの病院に多い）はただ看
護の負担を増やすだけである。

10. 病室の家具の欠陥
　病院のベッドのフレームは必ず鉄にし、その他の家具はオーク材
とすべきである。病院用マットレスの中身としては、これまでのと

ころ毛のほかには見当たるまい。毛は硬すぎず、暖かい。洗濯も容易にできる。毒気をとどめておかない点もよい。わらは簡単に新しくできるのはよいが、理想的な材料とはいえない。第一、硬すぎるし、寒くて患者の身体の**下**に毛布を敷かなければとても使えない。そして毛布をそのように使うと褥瘡が発生しやすい。私は衰弱の激しい患者にわら布団を使って命取りの結果に至った実例を経験したうえで、そう言っているのである。わら布団は患者の生命力を弱め、回復を程遠くしてしまう。患者もわらは "ごつごつ" する感じだと言っており、それから逃れるために "身体の下に両手を入れる" のだそうである。

　病室備品の欠陥の中でも結局のところ大変軽視されやすい事実として、ブリキその他金属でつくられた食器や洗面器の類がなかなか清潔を保たれにくいということをあげねばなるまい。黒ずんだ容器をきれいにしておくには手入れが必要で、しかもその方法は病院内ではそれ以外の手入れはしなくてもよいようなもので、かつ安価で安全なものでありたい。破損が多く高くつくことさえ構わなければ、ガラスや陶器が最も好ましい。ブリキの容器の中には、いくら洗っても不潔な臭いがとれないものがある。

　ここまで病院に不健康さをもたらす一般的で、かつ避けることのできる原因を多数取り上げてきたが、次にわれわれは、病院はこう建築されるべきである、という原則を論議したい。[†2]

[†2]　章末に掲載されている「各種病院における病人に対する付添人の割合に関する覚え書き」は本書では省略した。

III｜病院建設の原則

　病院建設の第一原則は、分離させた各パビリオンに病人を分割することである。病院の場合、パビリオンとは建物全体のうちの分離してつくられている一棟をいう。各パビリオンには安全が保証できるかぎり最大数のベッドをはじめ、適当数の看護師室・病棟台所・洗面所・便所など、すべて患者数に見合うだけ、必要十分なかたちで備えてある。そしてこれは、院内の他のパビリオンや管理事務部門とは完全に切り離されているべきであるが、簡単な渡り廊下などでつながっているのは構わない。パビリオンとは、実際、一つひとつが分離した病院であり、その病院の他のどの部分とも空気の流通がない、というより流通があってはならないのであって、いうならば何マイルも離れたところに建っているかのごとくでなければならない。パビリオン建築を特徴づける決定的なポイントは、規模がどうであれその病院をいくつかの独立した部分に分離させ、全体に共通の管理はあるが、その他の点では一切が共通していない、ということである。そしてその目的とするところは、ある１つのパビリオンないし病室の空気が、別のパビリオンないし病室へと流れていってはならず、できるだけ速やかに外気へと排出されるべきで、同時にそこへは外からの清浄な空気が供給される、というところにある。

　病院設計にあたっての問題の第一は、最も健康的な構造のパビリオンを手に入れること、第二は、各パビリオンを外気を取り入れるのに最も適したかたち、またあらゆる方向での採光が十分で、かつ連接に便利なかたち、に配置すること、である。これらの利点を実現させるために、パビリオンは並べて建てるか、直線上に建てる。

パビリオンを並べて建てるやり方は 120 床以上の病院に適していよう。一方、直線的配列は 120 床以下の比較的小規模の病院に最適である。病院の規模が大きい場合は、パビリオンを並べて建てると棟から棟への距離が短くてすみ、実際に管理上便利である。

　そのほかにも、パビリオンを並べれば、病棟の採光や換気の点で互いに邪魔することなく、しかも病院中のあらゆる部分を網羅したコミュニケーションがもてる、という利点がある。

　棟と棟の距離は、その建物の高さの少なくとも 2 倍以上は必要である。この原則は英国の気候条件のもとでは特に当てはまるだろう。英国では日光を取り入れるためにできるだけ広い場所を確保する必要があるからである。棟と棟との間は距離があるほどよい。が、そのためには土地代が非常に高くつくし、病院の職員はそれだけたくさん歩かねばならなくなる。一般には各パビリオン間の距離は、外気の自在な流れがない狭い低地では、建物の高さの倍以上とるべきである。地下に病棟をつくる場合は、距離に関する原則は 1 階の病棟の床からのパビリオンの高さにのみ適用する。過密地帯にパビリオンを建てる場合は、換気を保持するにはどのくらいの距離をとったらよいか、なかなか決め難い。そのような場所には病院を建てるべきではない、というのがまさに答えではないだろうか。

　しかし何といっても一番大切なのは、各パビリオンの構造をどうしたら最もよいか、を決めること、これにあたっては以下にあげる原則を参考にしてもらいたい。

1. パビリオンの階数

　各棟の病室の階数は 2 階以上にすべきではない。

　最も健康的な病院は、病室を 1 つの階にしか設けない。そうすれば換気のための科学的知識が不足していても、あるいは実際に換気手段が実行されていなくても、大丈夫だからである。もう 1 つ階が

加わると、階段を通して、また床を抜けて空気が上方に浸透することによって、上下の病室間に空気の流通ができてしまう。この危険を最少にとどめるには、ドアと窓の使い方に絶えず気を配り、水や空気を通さない床の造りを取り入れるべきである。ところが残念なことに、こうした事項については組織的な注意が払われていない。特に3階建て以上の病室では、各階の換気を完全に独立させておくには常時監視する必要があるのだが、行われていない（病人のいる個人の家の場合でも、これが守られていることがあるだろうか）。そのため、病院で働く注意深い内科医・外科医・看護師たちが、上のほうの階の患者は回復がはかばかしくない、とかたく信じ込んでいるのである。上のほうの階の患者の死亡率が下の階の患者のそれよりも高かったという実例もある。なおまた、**病人の集団**は健康人の集団よりも、より広い面積が必要である。患者を3つの階に収容するとすれば、パビリオン間の距離をそれに見合うだけ離さないかぎり、2つの階に収容する場合に比べて面積の過密度は3分の1増える。が、高くそびえ建つ病院を管理するのは、適度な高さの病院よりもはるかに難しく、かつ多大の労力を要する。パビリオン間の距離が遠くなれば、この困難はさらに増すだろう。この困難さも労力の必要度も、管理の効率と経済性のためにはよくよく考慮されねばならないのである。

　要約しよう。1階建ての病院が最も手間がかからない。2階建ての病院は、適度の手間をかけて知恵を働かせれば、健康的に運営していける。が、それ以上の階数になると、病棟や看護師たちを普通の健康度に保つためには、当たり前のことでは手に入れにくいほどの手間・知恵・労力が必要である。高層病院の中で実際に毎日かけ上がったりかけ下りたりしなければならない者にしか、それがどれほど時間の無駄であり、労力をすり減らすかはわかるまい。なぜ病院をそんなに高くつくるのか。いつも言われる理由は、2階建ての

病院は３階建て以上の病院と比べてより費用がかかる、というものである。しかし私は改めて言っておきたいのだが、われわれに課せられた目下の課題は、換気・管理・看護および健康のために必要な設備を整えた病院をつくるにはどうすればよいかということであって、費用の問題ではない。

　病院の建築様式はそもそも、患者の回復にとって一番よいのはどれか、をもとにして決められるべきであろう。そのほかにも何かを考慮して決めたとしたら、その病院での死亡率のうちの幾分かはそうしたほかに考えたことの犠牲であると思うべきである。

　しかし偶然にも、病人にとって最も安全な建築様式が実際に最も経済的なものなのである。

2. 1つの階の病室数

　パビリオンが単式のかたちをとっている場合は、すなわち、各パビリオンの端にそれぞれ階段がついていて出入口になっているならば（ラリボアジエ病院［p.99 **図4-10** 参照］やリスボンの子ども病院［p.128 **図6-1**］の図面のように）、各階には１つしか病室を設けてはならない。パビリオンを区切って第２の、あるいは第３ないしそれ以上の病室をつくり、第１の部屋を通ってそれらへ行くようにしつらえてはならない。その理由は、１つの階は仕切り壁で区切ったところで１つの病室以外の何ものでもないからである。仕切り壁は換気を妨害するだけである。たまたまドアを開け放しておこうものなら、部屋の汚れた空気は隣の部屋へと流れ込んでしまう。この換気を改善する最良の方法は、あらゆる仕切りを取り払い、パビリオン全体を端から端まで開け放して、１つの階に病室は１つ、というふうにすることである。

　この点を実例で説明するために、パリのネッカー病院の一翼の図面（**図3-1**）を取り上げる。ここでは四方に窓のあるすぐれた構造

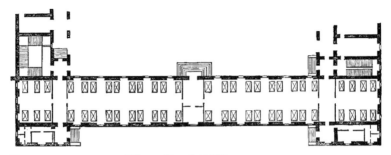

図 3-1　パリのネッカー病院の一翼の病室配置

の病室が、間仕切りを使って4病室に分けられている。この仕切り
を取り外せば換気はずっとよくなるであろうが、この場合は病室が
あまりにも大きすぎる。

　パビリオンが複式の場合、すなわちハーバート病院（p.102 **図
4-12**）や連隊病院（p.92 **図4-2**）のように各階段から右と左の病
室へ行くようになっている場合は、幅の広い階段をつけて両側およ
び最上部を十分に換気すれば、各階に2病室を設けても安全であろ
う。この様式の非常によいところは、管理、看護および規律の維持
などが容易にでき、しかも建築費用が少なくてすむ点である。同じ
数の患者に対して1つの階段が2つ分の働きをする、というより、
1つの階段が2倍の数の患者を受け持っているのである。

3. 病棟、パビリオン、病院、それぞれの大きさ

　1つの病室に収容する最適のベッド数はいくつか、という疑問が、
健康や経済性あるいはサービスの効率などに関連させて考えられた
ことは、わが英国ではいまだかつてまずない。1つの病室にベッド
をたくさん入れれば入れるほど、割合からいって、付添人の必要数
は少なくなり、また、もちろんある程度までではあるが、監督がよ
り容易になる。しかしベッド1台あたりの空間が衛生上どのくらい
必要かを考えれば、そこに限界が出てくる。病室あたりのベッド数

をいくつと決めても、その部屋の高さがほかの縦横の寸法に比べて低すぎると、換気は妨害され、必要以上に天井を高くとるほか防護策はない。ということは余分な空間を設けなければならないわけで、建築上まことに不経済である。最高に完全な換気がなされていないかぎり、あまりにも広すぎる病室では、通気口から入ってくる悪臭が病室の一部に必ず溜まってしまう。スクタリの長い廊下がまさしくそれであった。このほか、主任付添人が部屋全体をひと目で見渡せないほど病室を大きくしすぎてしまう可能性もある。主任付添人である彼ないし多くは**彼女**は、ひと目で部屋全体を見渡せなければならない。それによって監督力が倍加するわけである[*1]。

　小型の病室は規律上好ましくないので、断固として避けるべきである。1室内に置かれるベッド数が少ないほうが、多い場合に比べて規律の乱れに巻き込まれやすい。

　経験的に実証されているのであるが、各部屋に1人ずつ、男性にしろ女性にしろ主任看護師を配置することが規律上必須であり、小病室がいくつもあると、そうした人員を十分数だけ割り当てられない。1人の主任看護師は1つの大病室の患者全部を容易に監督できようが、それが4つの小部屋に分けられているとほとんど不可能であろう。

　健康的であるという条件とともに、管理および規律の点で無理がないという条件をも請け合える最も好ましい病室の大きさは、20〜32床である。

　20床以下の病室は不必要に付添人を増やすことになるし、換気上好ましくない場所というものが患者数に比例して増えてしまう。32床以上の病室がなぜよくないかというと、まず天井を非常に高くしなければならず、それゆえに建築費がかさみ、また換気がしにくい

---

*1　病室の大きさおよびベッド配置と看護および監督上の問題との関係についてはII章の「覚え書き」を参照されたい（本書では省略した）。

からである。

病室内で死亡が生じた場合、同室の生存者の数が少ないと、多数の中で死亡が生じた場合よりもそのことの影響をより強く受ける。

もう1つ、20床以下の病室は自然の方法だけで換気するのは非常に難しい。完全な自然換気を確保しようとするならば、空気を拡散させるためにある程度の大きさの空間が必要である。

上に述べたような適度の大きさの病室は、その半分の大きさの病室に比べて換気はずっとうまくいく。それにその倍の大きさの病室に比べると、いわゆる病院空気の影響を被る率がより少なくてすむ。

病床で臨床指導が行われる予定の場合は、12床の病室に6人の学生を入れると、その空間容積内の人数は2分の1増えるわけである。この倍の大きさの病室であるとすると、割合からいって学生のための空間はその倍以上になる。一方、学生の数がもっともっと多いとすると、そして彼らが一度に入る必要があるならば、20床の病室でも小さすぎる。病室を大きくして収容ベッド数を増やすには、高さおよび空間容積ともに増加せねばならない。というのも、忘れてほしくないのだが、ベッド数を増やすときには、単に部屋の長さだけでなく縦・横・高さのすべてを大きくしなければならないのである。高さや幅の割合に長すぎる病室は病室ではなくて廊下であり、その廊下なるものはすべての病人にとって好ましくない。その理由は、廊下を安全に換気するのは不可能であり、またすでに述べてきたように、空気を入れると一方の端から臭気が追い立てられて、外に出るよりも速くもう一方の隅に溜まってしまうからである。縦・横・高さの正しい比率は一定の決まったものなのである。

パビリオン1つの大きさについて。パビリオンが1つだけで2階建ての場合は、当然、ひとつ屋根の下に2病室しかとれない。すなわち上下に32床ずつ、計64床で全部である。2つ続きのパビリオンの場合、その間に階段が挟まると、収容ベッド数は2倍になる。

特殊な患者用の小病室が必要な場合は、小病院建築の常として必ずパビリオンに取りつけられてしまい、ひとつ屋根の下に収容可能な数よりもいくつか多いベッドが収められてしまう。よい実例では、小病室は階段から別に突き出したかたちで増築されている。

　このように考えてくると、端と端のくっついた２つのパビリオンで構成されている病院、そうしたかたちは比較的少数の病人を受け入れる州立の病院などでとられるようだが、そこではつまり 68 床ほどをひとつ屋根の下に収容することになろう。各パビリオンに 32 床の大病室を１つずつと２床の小病室を１つずつというわけである。２つ続きのパビリオンならば、収容ベッド数はこの２倍になろう。管理可能な大きさの２つ続きのパビリオンをいくつももった大病院を建設するにあたって設計をいくら練っても、各パビリオンはまあ 136 床が妥当ということになる。しかし大病院ではもっと小さい特別室を必ず１か所にまとめて、他の病室とはまったく別にしておくべきである。そこにはきわめて危険で重視すべき患者、あるいは騒々しい患者、あるいはまた不快な排泄物のある患者など、一般の病室から遠ざけるべきだと思われる事例を収容しようというわけである。またそのうえ、できるならば小病室は大病室よりもきれいな空気が得られ、したがって建築上の配慮が一段となされていてほしい。そして濃厚な看護が不可欠の患者が不注意に見過ごされることのないよう、そうした小病室にはその種の部屋専属のスタッフを配置すべきである。小病室は決して大病室に付属させては**ならない**。そんなかたちをとれば、適切な看護を提供するのはきわめて困難になってしまう。

　さて次なる問題は、病院の規模はどのくらいがよいかということである。言い換えれば、病院が安全に収容できるのは何床くらいか、という問題である。が、これまで述べてきたことからわかるように、この疑問は先の問題、すなわち、病院のパビリオン１つの大

きさはどのくらいがよいか、の中に含まれており、したがって解決ずみと思われる。なぜならば、健康的な構造のパビリオンというものがはっきりした以上、病院の大きさを決めるにあたっての制限はただ1つ、管理上の問題だけだからである。物品あるいは要員に関する管理上の手配のある部分を2倍に増やさなければならなくなる規模に達するまでは、どんな大きさの病院も自由に建てられよう。それ以上の規模にすると不経済である。

　各パビリオンを病院の独立した1単位と考えるならば、1つだけの、あるいは2つ続きのパビリオンをいくつもつくって、まあ1,000床は収容できるであろう。1,000床以上の病院は、つくれないことはないかもしれないが、1組の病院事務職員が管理を十分に行うのは難しくなると思う。が、今日のところ、そうした大規模の病院は建てられることもなかろうと願いたい。病院の需要が少なければ少ないほど、病院の患者数が少数であればあるほど、文明にとって好ましい現象といえよう。私としては、パビリオン構造を採用すれば上記の程度までは安全に病院を大きくできるであろうが、そうすべきではない、と言いたい。

4. ベッドに対する空間と面積
　病室1つにいくつベッドを入れるかを決めたならば、次なる問題は患者1人あたりに与えられるべき空間容積はどのくらいかを確認することである。これまでのところ、この問題ほど失敗の多かった事柄は、病院建築の要点の中にほとんど見出せないのではないか。この問題の主たる要素でありながら概して見落とされてきたのが、ベッド1つあたりの面積である。患者の周囲およびすぐ近くに空気が広々と流動しているのが健康的な病院の主要条件であるならば、そして事実そうなのであるが、ベッドを置けるだけ詰めて置いたりすれば、患者に1,000立方フィートを与えるか、それとも20,000立

方フィートを与えるかなどということはもはや問題にもできなくなってしまうのがわかるであろう。この点の重要性を示すには、こう話せばよいだろう——例えば、教会のような大きな建物を、広くて明るくて気持ちがいいからという理由で野戦病院に選んだとする。さてその立方容積を確かめようと測ってみると、高さが60フィートなかったとしても、そんな高い建物で野戦病院の寛大な許容量であるベッド1つあたり1,200立方フィートを当てはめると、ベッドとベッドの間に通路もないほど床いっぱいにベッドを置かざるを得なくなるだろう。過去においてはこれが野戦病院の恐ろしいほどの死亡率の原因ではなかったか？　インドの立派な新病院のいくつかではベッド1つあたりに1,000立方フィート以上を与えているが、患者1人の面積はというと24平方フィートしかない。が、建築家はその後は42フィート（！）ほどの高さの広々とした病室をつくるようになっており、この点も改められていくと思われる。

　ところで、われわれが我慢できる面積は最低どのくらいであろうか。病院用のベッドは普通、幅3フィートから3フィート6インチ、長さ6フィート3インチであるが、ベッドは壁から少し離して置かねばならないから、7フィートはいるであろう。したがって、ベッド1つのために必要な面積はわずか21平方フィートから24.5平方フィートとなる。言うまでもなく、換気、管理、臨床指導のためにはこれ以上の面積がなくてはならない。隣接したベッドとの間には空気のよどみがまったく起こらないように十分空間をとらねばならない。また隣の患者を妨害せずに3〜4人が立ち回ったり、室内便器を使ったり、必要によってはポータブル浴槽で入浴をしたりする場所もなければならない。相対して置かれたベッドの足元から足元までの距離は、どちらか一方の側に移動可能な食器戸棚ないしテーブル、ベンチなどを置いてもなお容易に通り抜けられるだけの十分なものであってほしい。健康的な風通しのよい位置に建ってい

るわが英国の、きわめてうまく建てられている民間病院についてい
えば、ベッドの大きさの**ほかに** 80 平方フィートというのは多すぎ
るなどとはいえないはずである。端数は切り捨てるとして、ベッド
1 つあたりの面積は少なくとも 100 平方フィートはあるべきである。

　すでに述べた数だけのベッドが入れてある病室の高さは、15 フィ
ート以上は必要ない。15 フィートあればベッド 1 つあたりに 1,500
立方フィートの空間を割り当てられる。健康的な位置にすぐれた建
築方式で建てられた民間病院に収容されている標準的な事例にとっ
ては、これで十分といってよいはずである。しかし小病室の場合は
面積の点でも空間の点でもこれでは不十分である。小病室ではベッ
ド 1 つあたりの空間をできるだけ 2,500 立方フィート近くとりたい。
そのわけは、この種の病室に入る患者の病気の重症度に一部は由来
し、また一部はこの種の病室の換気の難しさに由来する。

　が、もしも病院が大都市の真ん中に建っていれば、新鮮な空気は
手に入らないし、位置的に外気の循環も十分に行われなかったりす
る関係上、どれだけの面積があればその病院建物が健康的であるか
を表明するのは困難である。たとえ患者 1 人あたり 2,000 立方フィ
ートあっても、病室の安全のためには不十分であるというような病
院をわれわれは知っている。しかし、それらの病院はそんなところ
に存在してはならないのである。

　20 床を収容する病室として好ましい部屋の縦・横・高さは、80
フィート、25（あるいは 26）フィート、16（あるいは 15）フィー
トであろう。これだとベッド 1 つにつき 1,600（あるいは 1,560）立
方フィートを提供できる。ベッドの足元と足元の間は 11 ないし 12
フィートはとれることになるが、その病院が臨床授業の場に使われ
るとするとそれでも十分すぎるというわけではない。その場合はベ
ッドの間隔は平均して 16 フィートほど必要である。

　患者は病室の両側へ半数ずつ収容することになっている。

5. 窓1つに対するベッド数

　少なくともベッド2つごとに1つの窓がほしい。その窓は、4フィート8インチ以上の幅があり、窓の敷居は床から2〜3フィート以内の高さにあって患者が外を見ることができるようになっていて、上は天井の基部まで達しているのがよい。

　一対のベッドの両方のちょうど間にこの一幅の窓がくるようにし、窓と窓との間の壁の部分では、ベッドは少なくとも3フィートは離れるように置く。非常にたちの悪い熱病の患者がいたとすれば、その患者を隔離するために一方のベッドを空にしておくというのもよいと思う。沼から出る毒気も距離の2乗につれて減少するというではないか。その毒気は、換気さえよければ患者から3フィート離れればもう存在しない。が、排泄物からの毒気は相当遠くまで広がるようである。

　窓は2つ向き合わせに設け、二重にするか、板ガラスをはめるかする。どんな気候のときにも間接的な換気ができるという点で、前者のほうが好ましいようである。が、病室の付添人にしてみれば、気持ちよくしておくには二重窓は手がかかるし、掃除もしにくいらしい。

　ミドルセックス病院やガイ病院のように、窓の4分の3ないしそれ以上の部分に外側から鉄柵をかぶせてあるのは、精神錯乱した患者が投身するのを防ぐためで、板ガラス窓としては最良のかたちである。

　病室中のどこも暗くてはならない。多数の症例においてこのことはきわめて重要な意味をもっている。患者個人の状態に応じて光はいつでも和らげることができる。が、そうした必要のある患者にとっても、病室の中に光が入るのは同様に重要なことなのである。

　窓にこのような多様性をもたせる理由は3つある。

　(1) 光

(2) 換気

(3) 患者がベッドで読書できるように。

　科学的研究および経験によって健康にとっての光の必要性は確証されてきている。部屋の容積に対する窓の面積の割合は、特に病室の場合、最も重要なポイントである。この点がわが英国の建築物では、歓迎すべからざる窓税金[†1]のせいで、ずっと見失われてきている。窓税金のために、われわれの建物にはフランスの建物に比べてはるかに少ししか光が取り入れられない状態が延々と続いてきているのである。兵舎のような小屋の場合は、建物の容積に対してとるべき窓面積の割合はビルディングの場合よりずっと大きい。大きな建物に多数の人間を集めたときの不健康さをもたらす主な原因の1つは、割合からいって窓面積が狭すぎるという点にあるのであり、たとえ容積の上からはその建物が十分大きくてもだめなのである。

　十分な光を確保するという同じ目的のために、壁は必ず明るい色にしなければならないが、一部の眼疾患の患者にとってはそうとは限らない。

6. 病室の壁と天井の材質

　病室の造りに関するポイント事項の中でも、壁と天井のよい材料をみつけることはきわめて難しい仕事の1つである。

　白ないし薄色の表面につや出しをかけても問題なく、しかも水を通さない材料こそ、病院病室の内装用に最適である。病室内装表面は、石鹸と水によるたびたびの洗浄に耐え、水分がしみ込まず、タオルで水気を拭い去ることができ、したがってその部屋は常時使用してもいっこうに差し支えない、というようでなければならない。今まで見出されている中では、この目的にかなったすぐれた材料としてパロス島産セメントが最も理想に近いのではないだろうか。が、これはつや出しをするのには費用がかかりすぎる。そしてさら

に大事なことには、表面を均一の色に作り出すほどには製造業のほうがいまだ十分に発達していないのである。一番よいものでも、しばらく経つとしみだらけになり、すぐにひびが入るのだが、この傾向は天井の場合に特に著しい。業者の側にこの物質を病院向けのものにしたい意向があるならば、どんな広さの壁面にもセメントを塗れるように、そして均質のきめ・色・つやを持続できるように材料を開発していかねばなるまい。最近は珪酸塩を使った塗装が壁面に使われ始めている。これらのあるものは試用してみる価値があると思うが、忘れてはならないのは、病室には冴えないくすんだ色ではなく、常によい色合いが必要だということである。つや出ししないままのパロス島産セメントの壁面に、明るい色の良質の塗料を繰り返し塗り、それから表面に光沢が出るように磨けば、満足のいく壁面内装ができあがる可能性はある。

　木造部分はすべて手早く洗って乾かせるように塗装し、光沢を出しておくべきである。最適の材料は、つや出しをするか磨き込むかしたオーク材の腰羽目板であろう。オーク材は最も美しく、耐久性があり、使っていて不足のない材料である。

7. 病室の床

　床に使う材料としては、オーク材、松材、あるいはタイルがある。

　十分に乾燥させたオーク材が最もよい。床の下におがくずその他腐りやすい有機物が残らないようにしなければならない。そのためには、コンクリートその他類似の不滅物質が最適であろう。ウーリッジにあるハーバート新病院の床はコンクリート製で、錬鉄の梁で

---

†1　17世紀末からヨーロッパで住宅の窓の数によってかけられた税金。当時、窓ガラス（板ガラス）は高価なものだったので、窓の多い大きな家に住んでいる人は裕福という考えから導入された。イギリスでは1696年から1851年に廃止されるまで155年間、実施された。

支えられており、その上に木材を敷いてある。したがってすべての病院がそうあるべき条件、耐火性を備えている。

　オーク材を使う理由は、ごくわずかしか水分を吸収しないからである。さらにそのわずかな吸収性をも蜜蠟やテレピン油をしみ込ませることでなお減少できるという理想的なものである。蜜蠟は不変物質の1つである。このような床は、フランスの**寄せ木細工**の床のように**擦り磨いて**清掃しなければならない。

　病院の床は決して水で洗い流してはならない。ベルリンにある非常によくできた病院の床は、油を塗り、ラッカーを塗り、フランス式の床のようなつやが出ている。毎朝湿った雑巾と乾いた雑巾とで擦ってほこりを取り去ってある。この床の欠点はただ1つ、耐久性がないことである。

　フランス式の床もベルリンのようなプロシア式の床もどちらも非吸水性であり、いずれも床を洗い流す必要はまったくない。フランス式の床はすり切れに**耐える**点では最高である。だが、**蠟を引いて**きれいにしなければならない。蠟引きはごしごし擦るよりはるかに骨の折れる仕事であり、しかもほこりを取り去るわけではない。プロシア式の床は3年ごとに油とラッカーで手入れをしなくてはならないが、湿った状態と乾いた状態で擦るという清掃の過程は**蠟引き**やごしごし洗いに比べてずっと楽であるし、ほこりは完全に取り除かれ、朝ごとに病室がさっぱりする。いずれの方式でも、英国では患者に大いにプラスになろう。ベルリン式の床は、表面の耐久性に欠けるという点から決して完全とはいえず、改良の余地があろう。実際には、上手に敷かれたオーク材の床は、表面に注意深く良質の蜜蠟をかけておけば、擦るだけで常にきれいである。しかし労力をかけずに非吸水性のつやのある表面をつくり出す方法はまだ発見されていない。

　床材の継ぎ目はぴったり合わせ、非吸水性の物質を使って接合し

ておかねばならない。その目的は言うまでもなく、一切の水気が床に入り込むのを防ぐためである。

　水を通さない非吸水性のセメント、すなわち合成物は、イタリアの家屋にみられるようなすばらしい床をつくる。しかしこの床は熱伝導性が非常に高いので、織物の耳でつくった靴とベッドの側に置く小さな敷物とを患者に提供する必要が生じよう。この種の床およびタイルの床は寒い気候のところよりも暖かい地方に向いている。

　階段と踊り場は石造にする。廊下の床に菱形の敷石かタイルを敷くと、通常のやり方でつくるよりも長持ちする。廊下の先のテラスはアスファルトないし上薬をかけたタイルを張り、回復期の患者が歩いたり、ベッドに寝たきりの患者が車椅子やベッドのまま出てきたりする。

8. シスター（看護師長）室および台所

　病室のドアのどちらかの側には“シスター”室があるべきである。この部屋は彼女の寝室としてまた居間として十分な広さをもち、また主任看護師あるいはその病室のスタッフとしてそこに待機していて、昼夜を問わず直ちに指揮をとれるような部屋でなければならない。台所は各病室に１つずつ、看護師室の反対側の通路に付属して設けるべきである。台所には食器洗いや掃除の場としての、また**病室つき**の炊事場としての完全な、効率のよい、また無駄のない設備がついていなければならず、そこでシスターは食器を洗っている看護人や付添人を押しのけなくても飲み物を暖めたり罨法の準備をしたりなどができるわけである。台所の理想的な流しは、湯と水が引けるようになっている、最近できた白い磁器製品である。排水管が閉じた下水溝に直接つながらないよう十分注意しないと、悪臭が必ず病院の中へ抜け出てくる。台所は看護助手が腰かけて気持ちよく食事ができるだけの広さをもつべきである。

9. 浴室と洗面所

　大規模病院では、各パビリオンから便利な距離に別棟で入浴設備を設けるべきである。ただし、廊下でつながっていなければならない。

　入浴棟の壁は白色のタイルないしセメントとし、床は木材を使う。この建物も適切に換気され、保温されねばならない。ここには温浴および冷水浴用の浴槽、そして少量の硫黄を含む水、熱い空気、薬物を混入した蒸気、シャワー、注水器などの設備がなければならない。

　と同時に、大病室1つごとに隣接させて、湯と水の出る、白い上薬をかけたテラコッタ（赤土素焼き）の備えつけ浴槽をもった小浴室を設けてほしい。テラコッタはほかのどの材質よりも長時間の保温力があるという利点をもっており、また常に清潔にしておきやすい。

　白色磁器の洗面器を一列にへこませてある洗面台、洗面器には排水管と栓とがついて1つずつに湯と水が出るようになっているものを浴槽と同じ仕切りの中に設ける。が、両者は壁とドアとで分けられていなければならない。よくある間違いであるが、この洗面台の洗面器をあまりにも接近させて設置すると男性患者が並んで使うのに具合が悪い。

　なお各病室にはポータブルの浴槽を使うための小部屋を設けておくべきであり、湯と水が簡単に出、使った後の水を流し出せるようにしておく。

10. 水洗便所と流し

　水洗便所は病室の入口と反対側の端に設け、明るく換気のよい廊下で区切る。便所はその仕切りの内側の壁につけてつくらずに、必ず外側の壁に沿って設ける。構造は最良のものにしなければならな

い。病院用として最もよく工夫されている便器は**円錐型ではなく**半球型のサイフォン便器で、水がたくさん入り、勢いよく流れ出るようになっている。この利点との比較で考えれば、水にかかる費用などとるに足らない。病室で出る汚水および携帯便器、痰つぼなどの始末のための流しは、便所に隣接したそれ専用の仕切りの中に設置する。この流しは高さがあり、**大きく**、深い、丸型の穴の空いた陶製の鉢で、大きな穴には流しいっぱいに広がるような栓をつけて、水が一気に排水管に流れ落ちて管がきれいになるようにしておく。この型の流しは、通常みられる長方型の流しよりはるかにすぐれている。台所の流しはもちろんこれとはまったく別のところにあるべきで、用途も全然違う。便所ならびに洗面所設備のある仕切りの乾燥と清潔を確保する唯一の方法は、白色の釉薬がかかったタイル、エナメル塗装をしたスレートあるいはセメントで壁を覆うことである。

　ところで、もう言う必要はないと思うが、病院事務員や看護師のための専用の便所をつくらねばならない。この人たちが患者用の便所をやむを得ず使うようであってはならない（ましてや男子病室にある便所は**決して**使ってはならない）。患者用の便所が病室の中につくられていない場合も使ってはならない。患者には職員用の便所の使用を許さないが、病室から出られない患者で、そこに患者用の便所がない場合は仕方がない。

　これらの便所はいずれも、これまでに述べてきた健康の原則に則ったものでなければならない。

　病院のこの部分、すなわち洗面所や便所、をどう配置するかは基本的な重要事項の１つであるから、最新の軍病院に取り入れられている、これらの設備の改良された配置図を**図 3-2** に示す。

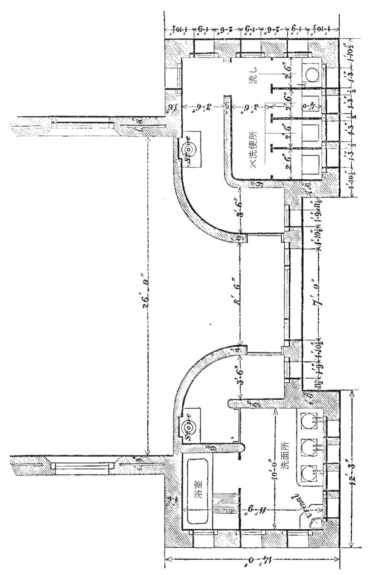

図 3-2 最新の軍病院に取り入れられている洗面所、浴室、水洗便所の配置図

11. 病室の換気

　適切につくられた病室であれば、ドア、窓、暖炉が主な換気手段であろう。病院を人工的に換気しなければならないとなると、人工換気では埋め合わせできない建築そのものの欠陥があるということになる。つまり、周囲の空気を自由に取り入れられるように建物をつくっておけば安く効果的にできる換気を、お金をかけて、しかも非能率的にしようとするのが人工換気なのである。

　燃料が高価で、しかも寒さの厳しい地方では、そうして外から取り入れる新鮮な空気を暖めるための燃料をなるべく少なくしたいであろうから、問題がやっかいになってくる。

　人工換気では、機械ないしある方式を使って外から空気を取り入れ──場合によってはその空気がどこから入ってくるのかに注意を払わないと心配である──その空気を一般には熱湯を通す管など熱いものと接触するように導き、次いで患者のいる病室へ流す。汚れた空気も何らかの機械的手段によって病室から排出して除去し、新鮮な（それが常に新鮮であればの話であるが）暖められた空気がそれに取って代わる。パリの病院にはこのシステムを取り入れているところがあり、中央部にぶら下がった台状のところから暖められた新鮮な空気が部屋に入ってきて、古い空気はベッドとベッドの間の床近くに設けられた開口部から排出されている。このやり方は、汚れた空気が病室の全体の空気と混ざってしまう前に取り除く、という仮定のうえに成り立っている。

　このシステムを完全導入しているある病院は、他の点では非常にすぐれた構造であるにもかかわらず、入院患者の死亡率がきわめて高い。この病院を検査した英国の内科医と外科医のグループは、病室の空気がロンドン病院のそれのようにきれいではないと口をそろえて述べている。これらの事実がわかった結果、考慮すべき論議が起こっているが、それは注目に値しよう。たしかにその病院は、今

日ある中で最もすぐれた建築の病院の１つであり、公言しているところによれば、厳密な科学原理に従って、ベッド１つごとに１時間につき2,500～5,000立方フィートの"新鮮で暖かい空気"を提供し、汚れた空気を除去している、というのであるが、それでいてこういう結果が出ているのである。

　この換気過程を検討してみてわれわれが思いつくのは、そのやり方が新鮮な空気をもたらす自然の方式に従っていないということである。自然の力は病人にも健康人にも、日中や夜など時間によって、また季節によってさまざまに変化する温度の空気を提供する。常にそのときの温度に適した湿度を配し、至るところに自由な動きで流れていき、鉄のパイプを通る温湯によってではなく輻射熱によって暖められた空気をわれわれに恵んでくれる。健康な人間がその健康を保持していくには、天気、温度、そして季節の変化がいかに不可欠であるか、われわれはよく知っていよう。

　この自然の法則が病人には当てはまらないと決めてかかる権利がいったいわれわれにあるだろうか。病人に華氏60度の一定量の空気を確保するために、契約支払いによって暖めることと換気の組み合わせにもっぱら注意を注ぐことは、生理学の法則に従って行動しているといえるのであろうか。重病であるから、また外傷を受けているからといって、すべての患者を、彼らが入院している間は昼夜を問わず四六時中、ある一定の温度のもとにひとまとめに置くような構造をつくるのが適当なやり方であろうか。私はそうは思わない。その反対に、確信をもって強く主張したいのは、病室の空気衛生は健康な人の住まいのそれと大きく異なるものではない、ということである。病室の空気は、換気請負業者が維持するよりもはるかに大きな範囲で連続的に変化を続け、外界の空気に自然がもたらす湿度と温度の変化も相まってどんどん変わっていく。この連続的な変化こそ、たいていの病人にとって、他の要素と同様に、迅速な回

復のために不可欠なものなのである。

　こうした立派な、ただし非健康的な建物を救う最もよい方法は、暖房および換気の装置を取り除き、輻射のよい広い口の暖炉につながる煙突を取りつけ、窓からたっぷりと新鮮な空気が入ってくるのを期待することである[*2]（このやり方はパリよりはるかに寒さの厳しいロシアで実行されている）。病院の管理当局は燃料費がかさむので渋い顔をするだろう。が、私だったらこう抗弁する——あなたがたの病院に入院した患者の在院期間を、その暖房と換気の組み合わせ装置のためにどんなに長引かせているか、また回復すべき症例のいったい何パーセントをあなたがたが妨害し回復を遅らせているか、を考えるべきである——と。当面の節約がどのくらいなどということは問題ではない。あなたがたの立派な施設、おそらくは世界一の施設の目的とするところは、できるだけ短い期間にできるだけ多数の病人を回復させることのはずである。それが、統計の示すところによると、その目的を達していないというから心配なのである。

　病院で空気を入れ換えて暖める手段として適切とされる唯一のやり方は、自然換気と輻射の大きい暖炉の使用である。気候条件さえ許せば、病室の窓はすべて多少なりとも開けておくべきである。寒くても荒天であっても、また夜も、空気の更新は十分行われる。たとえ窓を開けられなくても、最近、英国の軍病院に取り入れられたやり方のように、病室の天井から屋根の上に出るように2〜3か所通風口を通じさせて、壁のてっぺん、天井に近いところにシェリン

---

*2　どうして皆、1814〜15年のフランス侵略の経験が教えたものに学ばないのであろうか。当時パリの病院行政当局は、病院は病人や負傷者を受け入れるところと知らないでか、6,000人の患者のために3つの未完成の「屠殺場」を準備した。それらの建物のいくつかは、幸いにもドアや窓が完成されておらず、そこから風が吹き抜けた。「屠殺場」に収容された患者の死亡率は、普通の病院建物に入れられた患者の2分の1であった。（Husson, *Etude*, p.39）

ガムの換気装置を取りつければ、新鮮な空気を取り入れることができる。これだけでほかに何の設備もいらず、そのうえ費用は少なくてすみ、時にはまったくいらない。加えてこの方法は、自然の法則に従ったさまざまな温度や湿度を得られるという利点をもっている。

図3-3は病室のための換気案である。窓と窓との間の壁面に1つおきに汚れた空気のための通風口が設けられており、通風口のある側の反対側の壁面の天井近くにはやはり1つおきにシェリンガムの換気装置の空気取り入れ口がついている。

図3-4は通風口と空気取り入れ口の断面図である。通風口は取り入れ口より少し低いところに設けて、ベッドを吹き込み風が襲うのを防いでいる。

図3-5は空気取り入れ口として使われているシェリンガムの換気装置である。取り入れる新鮮な空気の量を調整するには、重りをつけたひもで開閉する。

こうした単純な手段に窓を使うことを加えて、吹き込み風なしにその部屋の換気を保持するのが難しいというなら、付添人の知能が疑われ、病人に付き添うのはその人の天職ではない、としなければなるまい。

病室の高さではなく大きさによって、門口の広い暖炉を1つ以上備え、煙突の首の部分が患者の頭およびベッドより高いところにあるようにする。

煙突は換気用の通風口として欠くことのできないものである。煙突は火をたくと、その機能を発揮する。すなわち、煙突は病室内の空気を非常に効果的に取り込む。直接経験によって実証されたところでは、いくらか風のある状態で1本の煙突が1時間に60,000立方フィートの空気を取り除く。これはフランス方式では24人の患者に許容する量に相当する。

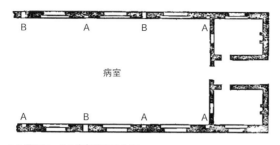

A：通風口　B：空気取り入れ口

図3-3　病室の換気のための通風口と空気取り入れ口の配置

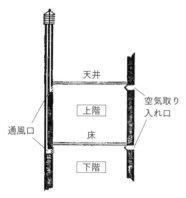

図3-4　通風口と空気取り
入れ口の断面図

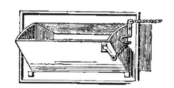

図3-5　シェリンガムの換気装置

12. 病室の調度

　フランスの病院には窓に白いカーテンを使っているところがあ
る。光を遮断するためではなく、感じよく見えるためである。フラ
ンスの病院の大部分、およびわが国の病院の一部では、ベッドにカ
ーテンがついている。これは不用物である。換気を妨害するし洗濯
に余計な費用がかかる。患者を隔離する必要のある場合は、背の低
い移動可能なスクリーン、患者がベッドで起き上がったときの頭の

高さより低いもの、を使うほうがはるかに望ましい。

　病室にはオーク材の家具を置く。ベッド1つにつき軽量の椅子を1つ、はじめて起き上がって病室の暖炉の側で腰かける患者のための肘かけ椅子を余分に2つ3つ、用意する。各ベッドには小さな、上が物でふさがっていないベッドテーブルが必要である。2～3のテーブルないし移動可能な戸棚も、病室の中央に沿って、病室の大きさに合わせて置くべきである。寄りかかれる背のついたベンチが1つ2つあると便利であろう。病院によっては病室の家具をもっと自由に置いているところもあるが、一般には病室には家具は少なければ少ないほどよい。食事や飲み物用の器および洗面器にガラス性か陶器性のものを使うのは、清潔の点で他のものよりはるかにすぐれていること、またきれいにするのに時間と手間がかからないことから大いに奨励される。ある種の容器類はいくら手入れをしても臭いが抜けない。

13. 寝具類

　病院用の寝具として毛を詰めたマットレスほどぴったりのものはほかにあるまい。毛は不滅である。そして容易に毒気を保留しない。またたとえ毒気を保留しても、熱を当てれば簡単に消毒できる。洗濯もできる。毛のマットレスは患者にとって硬すぎない。これを使えば、患者は身体の下に不快な思いをして毛布を敷かなくてもすむ。差し当たり金がかかるという理由で馬の毛を使うことに対して根強い反対があることは事実であるが、その点は注意深い管理を行えば一般に考えられているほどの心配は不要である。特例の調査によると、劣化による質の低下を5%考慮すると、費用は以下のようになるはずである。

洗濯とつくり直し ········	2.25 〜 2.5 ペンス
毛の損失 ······················	1.5 〜 2 ペンス
利息 5% ······················	2 シリング
計 ··························	2 シリング 3.75 ペンス〜
	2 シリング 4.5 ペンス

　わら布団はすでに述べてきたとおり承認しがたい。まず冷たい。そして場合によると、脊柱からの熱の喪失が患者の生命中枢をつかさどるエネルギーを弱めて、回復のチャンスを奪ってしまいかねない。私が思うに、戦争中は患者をわら布団に寝かせていたために死亡率が非常に高かった。そのわら布団は、木の長椅子ないし板石の廊下にござを置いただけの上に直に敷かれていたのである。

　病院用ベッドのフレームは鍛鉄製で、明るく楽しい色合いで頻回に塗装するべきである。その費用はたかだかいくらでもないが、効果は並々ならぬものであり、病院の外観と心地よさに人々が気づく以上の影響を及ぼす。広々とした気持ちのよい病室とみすぼらしくくすんだ調度という取り合わせの矛盾が大きければ大きいほど、病室全体としての雰囲気は悪くなる。ベッドの頭のところに棚があるのは便利である。フランスの軍病院ではベッドの足元のほうにも棚がある。

　ベッドの底は鉄よりもズック地のほうがよい。鉄だと交錯したところにノミやダニなどの害虫がひそむといわれているし、鉄のへりの端が敷布団の側を破る恐れもある。輪状の台の上に蛇が座っているようなかたちの Rheocline の無蓋型鉄製スプリングを使ったものは、私の知るかぎりでは最もたやすく、しかも十分に換気ができる最新のベッドである。スプリングにはズック地を縫いつけて敷布団の側を保護する。複雑骨折などの患者の場合は、副木を使ったり器

械の類を置いたりするのにしっかりとしたベッドの底が必要である。そうした患者のために木材のフレームないしフレーム様のものをベッドの台に合わせてつくる。

どこの病院にも、まったく動けない患者を持ち上げたり、ある角度に傾斜させたりすることのできる水腫症患者用および外科用のベッドフレームがなければならない。同時に、水布団や空気布団も必要である。いろいろな目的に応じて各種の新しいスプリングを使ったベッドフレームを使い分けるとよいであろう。

14. 給 水

病院にとって最も重要な衛生上の備えの1つは、混ざりもののない軟水を豊富に供給することである。それを実現するには、水源の慎重な検討および量的ならびに質的な水の化学分析をあらかじめ行わねばならない。特に暖かい気候のところにみられるのであるが、かなり不純な質で、しかも有害量の有機物を保有している水が病人用にしばしば使われている。そして、そこの患者たちが下痢や赤痢で死亡するのは**水のせい**以外の何ものでもないことに気づいていない。無色、無味、無臭であることは、水がまったく純粋であることの基準にはならない。最も不純な水の中にこうした条件をすべて満足させる水があるからである。例えば、古い墓地を通してろ過されてくる井戸から汲み上げた水は、たいていの場合きれいに澄んできらめいているが、土の中の遺骸から出る炭酸を含んでいる。また、伝染病のあった期間に水が汚染されていることもあり得る。

硫酸塩や炭酸塩を含有する硬水はおおかたの病院用の水としては適当ではない。特に傷口の手当てには使えない。傷口用にはろ過した雨水が一般的にいって最もよいであろう。小病院では泉の水か井戸の水を分析してみてから使用すべきである。それが硬水の場合は、外科用に使う分だけは雨水を溜める。大病院で、給水源として

硬水しか手に入らない場合は、その水を石灰を使って軟化させることができよう。しかしエンジン装置を備えているほどの大規模病院であれば、余分の蒸気があるだろうから、それを軟水に液化させて有効に使えるはずである。言うまでもなかろうが、調剤用の水はすべて軟水であればあるほど好ましい。調理用、それも特に野菜の調理用の水も同様である。

　最良の給水源を手に入れたうえで、決まった目的のために病室で必要な水を、圧力をかけて配水しなければならない。湯と水とを病院の建物全体に、流しにも、洗面台にも、浴室にも給配する。院内のどこかにタンクを設けて水を溜め、そこから引いたりしてはならない。貯水すれば水は汚染されるし、病院は湿っぽくなる。

　英国のある病院での水の消費量は、患者のほかに事務員や使用人も加えて考えると（これらの人数は患者500人に対して約150人と推定される）、1日1人あたり平均25ガロンである。入浴の水もお茶を入れる水も、また、たたきを洗う水もこれに入っているが、洗濯用の水は含まれて**いない**。洗濯室へ出す前に必要に迫られてシーツの汚れを絞り出すのに使う分くらいは別であるが。これだけの水のうち少なくとも3分の2は身体に使うための軟水でなければならず、残りの3分の1は家事用で、硬水でも構わない。この規模の病院の製薬室では、あらゆる混合液、せんじ薬、注入液などに使うために蒸気ボイラーが1日に500ガロンの水を液化し、そうした目的に備えて鉄ないしスレート製のタンクに溜めている。調剤用として患者1人につき平均1日1ガロンの軟水が必要である。ところで、あなたの病院の蛇口が1つは軟水でもう1つが硬水だとすると、病室の付添人が軟水を使用すべきときに硬水を使用しないとは保証できないことをここにほのめかしておこう。

　病人用のろ過ずみのきれいな飲料水が病室内ないしすぐ近くで手に入るような具合になっていてほしい。

15. 排水および下水設備

　排水管の1本なりとも病院の建物の下を通っていてはならない。したがって、すべての流し、便所、洗面所、浴室は、直接水が外に排出されるように設置すべきである。そのためには、上記の設備からの排水管はすべて建物の外壁に設置し、内壁にはぶつからないようにしなければならない。

　病院のどこかから水を運び出す目的で使われている排水管ないし導管には、すべて建物の外壁と下水溝との間に臭気止めのU字管を取りつけねばならない。また排水管には換気設備が必要である。ハーバート病院では非常によい方法が採用されている。病室の排水は全部外壁に設置された垂直の排水管に流し、それらの管は下のほうの主排水管のU字管からまっすぐ建物の屋根の上に出て、大気に通じているのである。これで排水管の換気は確実に行われ、同時に悪臭のある空気が建物の中に逆流するのを予防できる。管が大気に開いているところには穴を開けた木炭の箱を被せるかたちに置いて、有毒ガスが分解してしまうようにする。さもないと建物の上空に有毒ガスが出ていってしまう。

16. 炊事場

　炊事場は病室から離れた場所に設ける。壁と天井は明るい色のセメントにする。漆喰だと蒸気や臭気のためにはがれ落ちることがあるからである。

　病院の調理設備は次の二組の調理ができるものでなければならない。すなわち、(1) いわゆる"定食"のようなもの、と、(2) 軽食および、非常な場合の"略式"の食事、である。よい料理人はどんな道具を使っても料理できるといわれているが、病院での調理というものは病院管理上非常に重要な部分を占め、極度に規則正しく、効率よく、かつ経済的になされる必要があるから、設備をおろそか

にできない。道具を調達するにあたっては、同一種類の"食事"が何人分必要とされるか、また、その食事の中身はどのようなものか、を考慮すべきである。一般には、食事の中身はスープ、プディングを含めたでんぷん質の一皿、煮込み野菜、ローストした骨つき肉、焼き肉あるいは天火でローストした肉、あぶり焼きのビーフステーキないしマトンのチョップ、紅茶とコーヒー、といったものである（なお、病院では魚のほかは油焼きにはしない。また魚も、フランス式に油の中で揚げるほうがよい。患者が油焼きのステーキを消化できるようであれば、もう退院してもよいという最良の証拠である）。"特別"につくる食事としては、濃厚牛肉スープや温めた牛肉エキス、サゴヤシのでんぷんなどが一般的である。炊事場では沸騰した湯がいつでも豊富に使うことができなければならない。

　炊事場の容積は、その病院が調理設備としてどのくらいの物品を備えるかはもちろん、当然ながら病院の規模によって決まる。大量に煮込みするのに最も安くつく燃料は普通の石炭である。大量の煮込みものをしなければならない場合は蒸気を使うのが一番よい。煮込みは少しずつで、しかもその他の料理を不規則な時間につくるのであれば、ガスのほうがずっと便利である。しかしガスは、そのような場合に限って使うように注意しないと費用がかかりすぎることになろう。ローストは、今日ではそれ用の天火があるから、普通の燃料で非常にうまく、かつ経済的にできる。場合によってはガス天火が便利であろうが、やはりかなり高くつく。最近、いろいろな料理法のできる病院用調理設備が多数開発されて出回っている。小規模病院用には１つの小さい器具にあらゆる部品が組み込まれているものがあり、普通のかまどに据えつける。大規模病院用には、各部品がよりよく分けられているものがある。もちろん患者のための調理器具および炊事場はそのまま病院事務職員や看護師、使用人などのためにも使われる。もっともお茶と朝食はたぶんそれぞれの宿舎

でまかなわれるはずであるが。

　調理器具、湯わかし、天火などを壁に設置しないで、フランス式に炊事場の中央に据えつけると、火を使える場所が倍になろう。

17. 洗濯室
■汚れたリネン類をどう処分するか
　言うまでもないが、汚れたリネンを院内のどこかの病室や洗い場、戸棚などに大事に溜め込んではならない。持ち出して洗濯槽に入れるのが早ければ早いほどよい。ベッド数の少ない病院では、洗濯物をかごに入れてすぐに運び出すべきである。が、大病院となるとリネン類の交換は定期的に行われるから、病院の建物から洗濯物を運び出す方式を決めておく必要があり、それに応えるには汚れ物シュートほどよい手段はあるまい。シュートは壁の中に造りつけにすべきである。素材としては直径 15 〜 18 インチの上薬をかけた陶器の管が最適であろう。管の開口部は病室にあまり近くないところで、階段ないし換気のよい廊下に設け、扉をつける。シュートの終わりは小戸棚にしておいて、リネン交換がすみ次第それを取り出してすぐに洗濯室に運ぶ。管はたとえ直径を小さくしても安全を期して建物の屋上まで通し、シュートの中がよく換気されるようにする。

　病院物品の洗濯は決して病院の中およびそのごく近くでしてはならない。小病院では炊事場は病室の真下を外した地下に設けられることがあるが、洗濯室を**そうしてはならない**。洗濯室は少なくとも病院建物とは別棟であるべきで、それでも病院の庭の中につくるのであれば建物から最も遠く離れた場所で、風下にあたるところにすべきである。言うまでもなくその理由は、病院において清浄な空気は**必要不可欠**であること、ところが患者の排泄物と熱い湯から立つ蒸気とが一緒になれば間違いなく汚い空気がかもし出され、それは階段や開いた窓を通って病人のところへ流れていくに決まってい

る、からである。

　最近開発された新式高性能の洗濯、乾燥および絞り機と称するものはあまりに数が多く、とても列挙しきれないほどである。全体を見渡したところ、私がこれまでに見たことのある洗濯場のうち最もよいと思われるのは、ウェリントン兵舎のそれとハスラー海軍病院の新しい洗濯場である。前者は近衛隊の病院および兵舎のものも全部洗濯している。が、毎日のように新たな発明がなされ、改良家は常によりよい品を採択している。ウーリッジのハーバート病院およびネトレー病院に取りつけてあるものはまことに立派である。前者のものは、病人のものばかりでなくその駐屯地にいる軍隊の洗濯物も扱うことになっている。私が思うに、サルペートリエール病院やラリボアジエ病院で採用されているフランス方式と英国方式との合理的な比較検討はこれまでにまだなされていないようである。フランス方式では、底に別の区分槽が造りつけてある大きな槽の中に洗濯物を入れて熱湯をかけてしみ通らせ、底の槽に溜まった分をポンプで汲み上げて洗濯物の上から流す、それがまた底の槽に溜まって再び機械の力で上にあげられる、というようになっている。

　この方式はこれまでパリで試みられてきたどの方式よりも経済的であるということである。

　ハスラー病院の洗濯機械の主要な特徴は蒸気で煮沸する点で、洗濯物はその後に回転式の洗濯機に入れられる。

　ウェリントンの兵舎で使われている方式では、洗濯物はゆっくり回転する洗濯槽を通り、そこで木の棒で**叩かれる**。これは経済的にして効果的なやり方である。

　フランス方式と英国方式ではどちらが本当に経済的であるかを確かめるには、洗濯の費用にどれだけかかったかということだけではなく、洗濯物がどのくらいすり切れたりかぎ裂きをつくったりしたかも調べる必要があろう。と同時に、水が硬水であるか軟水である

かも考慮に入れねばならない。水の硬度が低ければ低いほど石鹼の消費量は少なくてすみ、すり切れやかぎ裂きも少なくてすむ。現在のところ、パリの水の硬度はロンドンの水が16であるのに対して20、グラスゴーは2である。おそらくパリ方式はパリの水にとってのみ経済的なやり方なのであろう。ハーバート新病院で使っている水は洗濯用のものも含めすべて硬度13であるが、いずれはクラーク博士の軟水化方式を用いて5.5まで下げられるはずである。これだけの差は石鹼および洗濯物の消耗にかかる費用をかなり少なくし、加えて病院全体がより軟水を使えるようになる利がある。

■清潔リネン室

　洗濯を終えたリネン類は、病院に戻されてまた使用される。洗濯ずみのリネンを収納し支給するための完全な整備方式を見学したい者がいれば、パリの病院へ行くべきである。パリではどの病院にも1つ以上、照明の十分な広い部屋が設けてあり、病室用のリネンを修繕するもの、種類別、と分けて整え、供給に備えている。リネンは積み重ねた間を空気が通るように骨組みだけの棚に**積まれている**が、これは非常に重要な点である。

　リネン室は管理上の細目の要点であり、英国のすべての病院はこの点ではなはだ遅れている。最も近代的な病院設計においてさえ、この種の部屋は考えられておらず、あったとしても薄暗い戸棚にしかすぎないものなのである。修繕室は清潔なリネン室とは別に設けるべきである。これとは別に、各病室には鍵のかかる移動可能な戸棚を置く。折りたたみのできる蝶番つきのテーブル板を備え、病室に置いたほうがよい各種物品を収める。大きな突き当たり窓の敷居の下に置くのが最適である。

18. 手術室

　外科の患者を1階より高いところへ収容すべきでないことは言うまでもなかろう。手術室は外科病棟と同じ階にあるべきなのに加えて、男女の各病室からの距離はほぼ等しくあるべきである。手術室が3階にあるのには非常に異議がある。特に、患者を狭い階段を通って運び上げ、手術が終了したらまた連れて帰らねばならないのは困る。手術室が設けられる適切な位置は、病院建物の中央部の裏側である。すなわち、その下は会議室のようなものになるわけである。小規模な地方病院では、手術室から続く休憩室や小部屋があって、患者は手術から回復するまで、もしくは、せめて手術の直接的影響から逃れ出るまでそこに滞在する、といった方法がよくとられている。しかしロンドンの最も好ましい諸病院では、手術後の患者を自分の病室に戻すことがますます増えている。病室があるべき姿をしているならば、そここそは患者にとって有利であり、好機も多く、治療看護や管理もよりよく行き届く、と信じられているからである（筆者もこの考え方にまったく賛成である）。もちろん例外はあって、卵巣切除術や頭蓋切開を受けた患者は1人にしておく必要がある。が、これは外科医が判断すべき問題である。

　手術室は、大きな天窓および北側に設けた天井に届く大窓からの落ち着いた光線によって十分に明るくなければならない。他の窓からの異質な光は入ってはならず、また南側は絶対に開けてはならない。手術室は北側の窓を必要とするたった1つの部屋として病院内唯一の存在であるから、結果的に病室向きではない位置を占めることになり、非常に具合がよい。

　さて次は、以上で取り上げてきた原則を病院設計の改善にどう応用できるかを考えていきたい。

Ⅳ 改良病院設計図

　わが国における病院建築はこの2〜3年の間に相当の進歩をとげた。多数の病院が正しい原則に則って改善されたり増築されたりしてきたのである。正しい原則を具体化した新病院もいくつか建ち、現在もいくつもの計画が進行中である。この問題については海外でも改めて注意が喚起されており、つい最近、この問題をめぐって非常に重視すべき2つの仕事がパリで行われた。その1つが、貧民救済事業総局の理事である M. Armand Husson による「病院に関する調査研究」であり、いま1つが同じ役所で仕事をしている MM. Blondel and Ser による「ロンドン市の民間病院に関する報告書」である。これらの仕事は病院管理全般にわたる非常に興味ある情報を提供している。ここに取り上げたいくつかの図版はそれらから引用してあることを言っておかねばならない。私はまた、わが国のそれぞれ異なる地方に建設が提案されている新病院の建物の設計図をいくつか検討する機会をもったことがある。それらはいずれも病院建築の問題を注意深く研究した痕跡をとどめていた。が、それでも全部の例に共通しているある種の欠陥が1つ2つあったのである。この章の総論に入る前に、その経験の要点のみ触れておきたい。

　病院設計にみられる最も一般的な誤りの1つは、これは私が見た最新式の病院のいくつかにもあったのであるが、同じ1棟に病室と各種の管理事務室とを取り混ぜて設置していることである。そのようにすれば必然的に構造が複雑になり、大病室と数知れぬ大きさ不定の部屋とができてしまい、それらはおおかたは薄暗く換気のよくない廊下や階段でつながっていて、建物全体に同じ空気が拡散して

いく、という事態にならざるを得ないことは指摘するまでもあるまい。この配置をとると、不良建築の病院が余儀なくされていた古くからの混乱が別のかたちで再現されるのである。なぜそうするのか、その言いわけは、病人の部屋と管理部門を分離させるとコストが高くなるとのことであるが、それははなはだ疑問である。そして疑いなく断言できることの1つは、そうした配置をとると病人および管理事務にあたる人の両方をまったく余計な危険にさらすということである。すでに述べたが、管理事務の人々の間に発生する熱病の原因の1つはこれであり、いくら経済を口実にしてもこのような危険を招くべきではあるまい。

　この種の複雑な建物を多少なりとも効果的に換気することはできなくはないであろう。が、実際問題としてそれは決してなされはしないのである。

　構造がどうであれ、換気その他衛生面の整備をより熟考する必要のあるような病院は、病人にとって安全な場所ではないといってよいだろう。実際、以下のことを否定するのは不可能である。すなわち、（目に見える）費用がどうであれ、安全な病院構造は最大限の設備をもち、かつ建物の各部分を健康的に保持していくうえでの困難さが最小限に抑えられていなければならない。

　単棟にせよ複棟にせよ、パビリオンには病人および病室に直接必要な仕事室以外は何も設けるべきではない、というのは基本的原則の1つである。会議室、礼拝堂、役員や使用人の宿舎——ただし各病室の主任看護師や看護師たちの宿舎は別である——倉庫、炊事場、洗濯室などはすべて別の1つの建物、あるいはいくつかの建物に設置すべきである。回復期患者室も、それを設けるべきとされているならば、中心となる建物の外部、ただし屋根のつながっている近いところに設ける。回復期の患者には転地が必要であり、それを一病院の中でできるわけがないことを考えれば、理由は明らかであ

ろう。マトロン（総看護師長）は必ずできるだけ看護師室の近くに
自室をもつべきである。理想をいえば、各病室の日勤看護師と夜勤
看護師は別々のスタッフとして確保し、できるだけ主任看護師室に
近いところに宿泊させる。それぞれが勤務するパビリオンの近くに
そうした部屋がとれればいっそう好ましい。

　いつでもそうあるべき条件、すなわち病人を収容している病院の
あらゆる部分に豊かな光と換気を提供するという条件を結果的に満
たす単純な構造は、規模はともかく、管理部門と病人の生活部分を
分離させた病院においてのみ保証される。地方のごく小さい病院
は、少なくとも2つの棟からできていなければならない。

　すぐれた病院構造の必須条件の1つは、設計を極度に単純化する
ことである。設計が複雑になると、採光、換気、規律、監督のしや
すさ、といった面が妨害される。隙間や隅、通路、小部屋などいず
れも存在理由のないものが、よい病院で確保されているべき上記の
4条件を妨げるのである。なくてもよいような隠れ場所になるとこ
ろは絶対つくらないでおきたい。不変の病院慣例の1つとして、と
いうより軍病院はどこでも、知れ渡ることこそ最もよい治安および
保護につながる、と考えられている。誰か1人が見る、あるいは誰
1人として見ないよりは、30人の患者が看護師の出入口を見るほう
がはるかによいというわけである。病室付添人の主責任者は、ひと
目で看護師や患者のすべてを見渡すことができなければならない。

　ようやくにして建築家たちが、病院のパビリオンとはいかなるも
のか、そこには何をもってくるべきであり、何を入れてはならない
かをはっきり認識するようになった今、次なる問題は1つの病院を
形成するのに、パビリオンをいかに配列すべきかを明らかにするこ
とである。これまでに述べてきたとおり、この配列はその病院がベ
ッド数いくつのものとなるはずであるかによって決まる。以下に記
す原則に従えば、好ましい設計ができるであろう。

1. 小病院

　パビリオン2つを直線上に並べる予定の病院であれば、**図4-1**のような配置をとることになろう。この場合、翼は2つで、各翼の各階に1つの病室を設け、棟の中央に管理部門を置く。

　この種の棟のつくり方は、風通しのよい場所に建てられさえすれば、健康に必要なあらゆる条件を満足させるであろう。このかたちの建物の管理部門の大きさは、どういう質の病院管理がなされているか、外来患者を院内へ受け入れているかどうか、によって決まるはずである。

　ごく限られた程度の管理しかなされていない場合は、**図4-1**の配置がそのまま受け入れられよう。が、たいていの場合、また特に外来患者を受け入れている病院の場合は、中央部の後方に、この図の管理部門のうちできるだけ多くの部分を別棟に移すべきである。その例を連隊病院の図面として**図4-2**に示した。

　Brandon氏が建てたNew Bucks病院は、ごく最近完成した新しい設計の民間病院で、非常に成功した例とみなされている（**図4-3**）。収容ベッド数52、1階に事務部門を置き、2階に16フィートの高さの病室が設けてある。

　病院の予定ベッド数がこのかたちの複式パビリオンに収容しきれない場合は、**図4-4**のような平面図が使われよう。この図では複式パビリオン2つと中央部とから建物が構成されている。このかたちを採用するならば2つの複式パビリオンは広々とした階段で中央棟から完全に離してつくられるべきで、その階段で中央棟は両パビリ

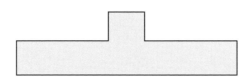

図4-1　パビリオン2つが直線上に並んだ配置

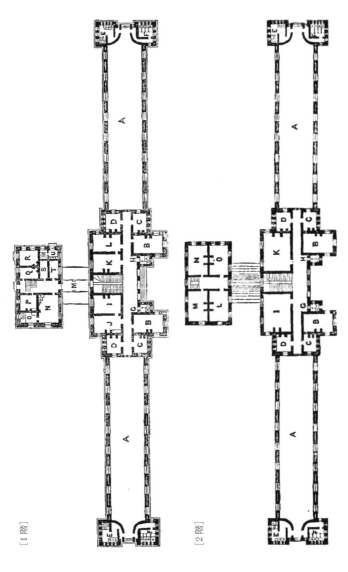

[1階]

[2階]

A.B. 病室　C. 看護師室　D. 台所　E. 浴室　E. 浴室・便所　F. 流し　G.H. 小病室管理室　I. 用務長室　J. 病院軍曹室　K. デイルー

ム、待合室　L. 手術室　M〜U. 炊事場、倉庫など

図 4-2　120床の連隊病院の病棟配置図

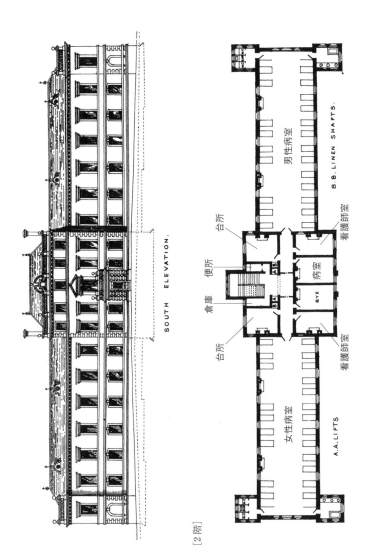

[2階]

図 4-3　New Bucks 病院の病棟配置図

オンにつながっている、というかたちをとるべきである。この形式の病院では中央棟は1階建てでよい。パビリオンのほうは2階建てになろう。

図4-5 も同じような配置である。この場合は管理部門が別棟になって2階か3階につくられ、2階建ての各パビリオンと1階建ての中央棟で連接している。

図4-6 は図4-4 のちょうど半分で、共通の中央部から放射状に3つのパビリオンが出ている。この設計を採用するならば、連接点に幅の広い中央階段を設けるべきである。

パビリオンの原則をまた別のかたちで応用したのが図4-2 であり、これは騎兵隊ないし歩兵隊用の連隊病院に採用されている。騎兵連隊用であれば1階建てで十分である。歩兵連隊用の場合は収容力を2倍にしなければならないだろう。つまり2階建てになるはず

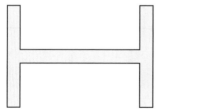

図4-4　2つの複式パビリオンと中央棟をもつ病院

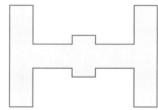

図4-5　中央棟に管理部門を設けた複式パビリオンをもつ病院

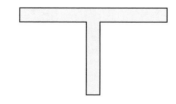

図4-6　中央部から放射線状に突き出た複式パビリオンをもつ病院

である。ここに示したのはハーバート病院の複式パビリオンの1つ
で、絶対に不可欠の管理部門の多くは病室と病室の間に配置され、
残りは後ろの棟に収められている。

　このかたちの騎兵連隊病院はこれまでにいくつか建てられてき
ており、見事に成功している。

　同じ設計のパビリオン病院がマルタ島に建てられる予定で、大規
模な港のコットネーラ側にある兵舎の病人を受け入れることになっ
ている。

　上記の配置計画の例は、いずれも実在の病院をもとにしている。
この程度の規模の建物が目的とするところは、病院のあらゆる部分
をひとつ屋根の下に収めることにあり、この場合は病院の衛生状態
を保証するというよりは、院内全体のコミュニケーションを容易に
しようという考えが先行している。この種の設計はある制限内での
み用いてよろしい。一般には、1つのパビリオンが収容してよい病
人数の最大限を受け入れるパビリオンは、それ一つひとつを独立し
た病院とみなすほうがより安全である。そして一つひとつの建物に
独立した換気が保証されるように、パビリオン全部をつなぎ合わせ
るのがよい。

2. 大病院

　次に、これまで話してきた病院よりももう少し規模の大きい病院
では、各部門の配置をどのようにしたらよいかを考えてみよう。

　幸いなことにヨーロッパ各所には、棟配置図面上に各部門を上手
に配置した例がいくつかある。この種の規模の病院のうち古いもの
はすべて、細部について改良の余地があることは疑いない。しか
し、棟配置そのものを研究することにこそ大きな意義がある。実在
する既存の病院から2、3の例を選び出してみよう。例にしたのは
いずれも建設が進行中で、図面は完成しているが工事は始まってい

ない病院である。

図 4-7 は聖バーソロミュー病院の病棟配置図である。4 つのパビリオンが互いに直角をつくって配置され、4 隅は空気の流通をよくするために開けてある。このような病院の場合、各棟は複式のパビリオンで、それぞれ 2 階建てであり、各パビリオンの各階には台所を備えた病室が 2 つあることになろう。この配置の利点は構成がコンパクトにまとまっていて管理が容易であり、角が開いているため

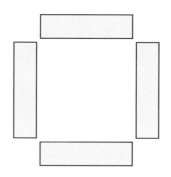

図 4-7　聖バーソロミュー病院の病棟配置図

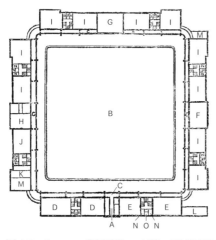

A. アーチ付き入口　B. 中庭　C. 中庭を囲む 1 階分の高さのオープンアーチ付き廊下　D. 病気の将校のための部屋　E. 倉庫　F. 礼拝堂　G. 2 階：手術室、1 階：ビリヤード室　H. 委員会室、外科、その他　I. J. 14 床の病室　K. 精神疾患患者用のクッション入り壁の病室　L. 浴室、洗濯場など　M. 台所　N. 看護師室　O. 便所

図 4-8　ヤーマス海軍病院の 1 階の病棟配置図

中庭の空気の流通がよいことである。一方、好ましくない点は、各棟間でコミュニケーションをとる場合、天候がどうであれ戸外に出るか、あるいは採光と換気をいささか妨害するが1階の一側に風雨を避けるベランダないし廊下を設けるか、いずれかしかないことである。北と南の相対する角2つは開けておき、後者の難点を減らしてみても、病院のあらゆる側に夏も冬も十分に陽が入るようにはできない。

　図4-8は同じ棟配置のヤーマス海軍病院の例である。これは非常によくできた建物で、実のところわが英国の古い病院の中では最もすぐれたものの1つといえよう。パビリオンは2階建てで、海からのそよ風が中庭に入ってくるように各角を広く離してある。各棟は1階のアーチつき廊下で連接されている。この廊下はもちろん病室の採光をある程度妨害している。平面図でわかるように、病室の細部は近代的病室の条件と必ずしも一致していない。が、そうしたことはこれと同じ建て方の新しい応用例では簡単に満足させ得る事柄である。また、1階の病室は建物の外壁下部より少し高く上げて、建物の周囲を取り巻く連絡廊下からは病室の窓がのぞけないようにすべきである。

　非常に単純なパビリオン配置の例が**図4-9**である。これはギャルシュにある Brezin 財団病院の平面図である。ここでは管理部門はすべて別棟になっており、パビリオンと礼拝堂も別棟で、各棟の端を通る簡単な廊下で全体が連接されている。

　私としては、これを**病院**図面として推薦するつもりはない。ひと目でわかると思うが、細部に病院に適さない欠陥がある。このパビリオン配置は、健康的であること、および管理が容易であるという目的のために極端に単純なかたちにしてある（実を言うと、この建物は虚弱者のための施設であって、病人のためのものではない）。この図面にはラリボアジエ病院で採用している病院建築の原型が見ら

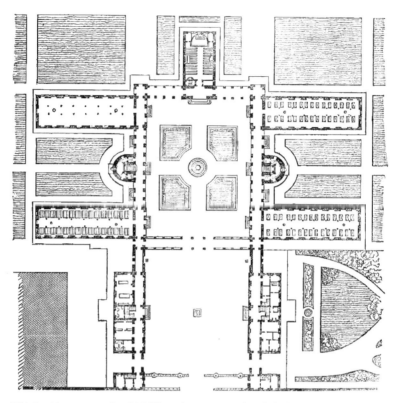

図4-9　ギャルシュ（パリ近郊）にある Brezin 財団病院（再会のホスピス）の
　　　病棟配置図

れるのである。

　有名なラリボアジエ病院には、病人用の独立した単式パビリオン
が6つ、管理部門のためのパビリオンが正面に2つ、シスター（看
護師長）と看護師用および洗濯設備のあるパビリオンが後ろに2
つ、それに入口から最も遠い位置に別棟で礼拝堂、手術室、浴室な
どが設けられている（**図4-10**）。パビリオンとパビリオンの間には
1階建ての部屋が並んでいて、食堂などに使われる。パビリオンは
3階建てで、各階は32床の大病室とその一番奥にある2床の小病室

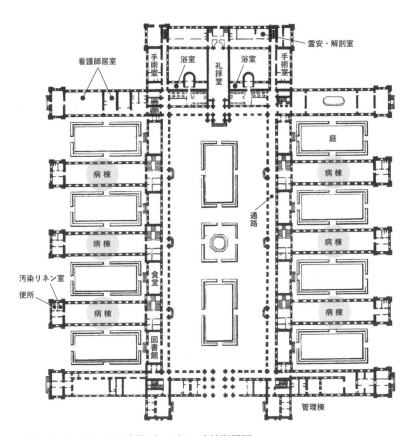

看護師居室

手術室

浴室

礼拝堂

浴室

手術室

霊安・解剖室

庭

病棟

病棟

病棟

通路

病棟

病棟

食堂

汚染リネン室

便所

病棟

図書館

病棟

管理棟

図4-10　ラリボアジエ病院（パリ）の病棟配置図

から構成されている。各階にシスター室と台所がある。そして広々
とした階段部分が病室への通路になっている。すべてのパビリオン
は1階建ての、ガラスを取りつけたアーチのある廊下で連接されて
いて、その上がテラスになっており、回復期の患者が使ったり、ま
た天気さえよければ2階同士で行き来する通路にもなる。この病院
は612床で、これだけのベッドが6つのパビリオンに分散してお
り、各パビリオンはまるでそれぞれが数マイル離れて存在するかの

ようなまったく別個の病院になっている。この棟配置は非常にすぐ
れているが、高さの割にはパビリオン同士が接近しすぎている。い
やむしろ、3階建てではなく2階建てにとどめるべきであった、と
いってよかろう。小病室は配置が悪く、シスター室から離れてい
て、病室の**便所**の近くにある。残念なことにこの病院は暖房と換気
が人工的になされており、それがために、病人のための衛生上の必
要条件をよく心得ている者にはすぐわかるであろうが、病棟配置に
関する限りは現存する最もすぐれた病院の1つでありながら、最も
高い死亡率を示している、という異常事態が発生しているのである。

　これに似た病棟配置がブリュッセルの聖ジーン病院およびボルド
ーの一病院にみられる。

　図4-11にあげたのは637床を収容するヴァンサンヌ陸軍病院
で、これはまた別のかたちの病棟配置である。ここでは病人用のパ
ビリオンは複式で、下士官用の病室とシスター用の部屋が両側にあ
るが、独立した階段で仕切られている。パビリオンは4隅のうち2
側を占め、もう1つの側は礼拝堂および管理事務室と宿舎を含めた
棟である。残る1側は田園風な土地へと開いている。各パビリオン
は3階建てで屋根裏部屋をもち、管理部分とは中央階段のところま
でのガラス窓つき廊下でつながっている。実際にはこの病院は308
床と332床の2つの病院から構成されていて、両者に共通の管理部
門をもっている、といえよう。この病棟配置の欠点は、この建物全
体を使用すると、2つの階だけではなく、3つの階と屋根裏にまで
病人で占められてしまうことである。病室の細部についてみれば、
いくつかの重要な点で異議のあるところがある。

　この図面に採用されているような複式パビリオンの利点の1つを
ぜひともあげておかなくてはなるまい。それは多数の患者を同一階
において監督し、看護できることであり、ラリボアジエ病院の場合
のように付添人たちは何回も何回も階段を上り下りしなくてすむ。

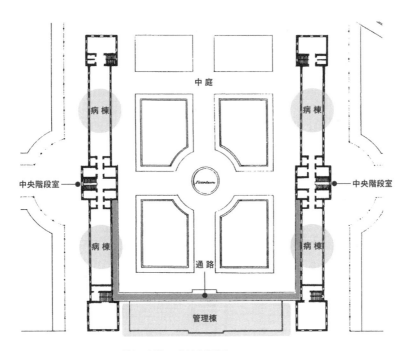

図 4-11　ヴァンサンヌ陸軍病院の病棟配置図

が、ヴァンサンヌ陸軍病院の病室はどちらかというと収容可能ベッ
ド数が多すぎる。けれどもまた一方、この病院の建物は田園地方の
広々とした高台にあり、各パビリオンは屋根まで達する非常に広い
階段によって上から下まで完全に仕切られている。換気と暖房は煙
突の通風口と温湯管に依っている。

　ヴァンサンヌ陸軍病院とラリボアジエ病院の両方のよい点をすべ
て備え、しかもその両方の欠点を1つももたず、しかも衛生設備も
大幅に改善されていると予想されるのが、目下ウーリッジに建設中
のハーバート病院である（**図 4-12**）。

　この病院が完成するとわが英国中で、いやヨーロッパ中で最もす
ばらしい病院建物となるであろう。パビリオンは複式が4つ、単式

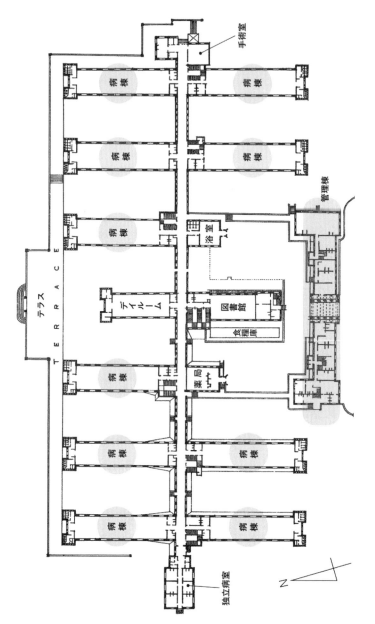

図 4-12 ウーリッジのハーバート病院の病棟配置図

が3つで、棟の端は外部に開いている。病室はすべて地下階の上につくられており、1階が高く持ち上がって建っているので、その地下階は博物館、図書館、軍医室、会議室、倉庫などを設けるのに都合がよい。各パビリオンの病室は2階までしかなく、パビリオン間の距離はパビリオンの高さ——1階の床から測った——の2倍をってある。各病室には大きな端窓があり、美しい景色が見晴らせる。浴室設備は清拭室とともに病室の端の外部に開く位置に設けられている。大病室は各28〜32床を収容し、2ベッドに1つの割合で両側に窓がある。また各病室に看護師室と台所がついている。残念なのはベッド1つあたりの空間の立方フィートで、軍の規定では病室の高さが14フィートに定められているのである。中央のパビリオンには回復期患者のためのデイルームがある。炊事場は地下および中央棟にある。炊事場の上は図書室で、そのまた上が礼拝堂である。管理事務室および宿舎は正面の別棟にすべて収められている。病室の軸はやや北東に位置している。したがって、その両側ともが1日のうちのいつかは必ず日光を受けることになる。病院の一方のはずれには、別棟になって精神疾患患者のための病室があり、管理事務室も設けられている。もう一方のはずれは手術室で、そこには特別な患者のための2、3の小部屋が付設されている。全体としては7つの分離した建物に650床収容できるわけである。7つの建物は中央を走る1階建ての廊下で連接され、さらに地下にも廊下があって、あらゆる病院サービス、すなわち食事、薬物、石炭などの運搬や、ごみ、汚れたリネン類の運び出しなどがすべてこの廊下を通して行われる。リフトとシュートを取り入れるとこの作業はいっそう効果的になる。その結果として、病院内の通路でよくみかけるあの騒々しさはおおかたなくなるであろう。この病院は、病人にとって今すぐ必要なことは何か、そして不必要なことは何か、の2つを完全に分けるという管理上の重大原則を具体化している。それ

でいて、管理の効率を妨害していない。廊下の上はテラスになっていて、天気のよい日に2階の病室の回復期患者が歩くのに適している。また下の階にとっては、屋根のあるかたちの廊下が雨天の運動のために便利であろう。各病室は幅26フィート半、高さ14フィートで、ベッド1つあたり93〜97平方フィートになり、空間的にみると1,200〜1,400立方フィートである。病室の壁は明るい色でつや出ししてある。病室の暖房は中央線に沿って暖炉を2つ設け、煙道を床下に走らせて、病室に入る空気を暖めるという意図である。床は鉄の梁にコンクリートを流し込み、オーク材を張る。全体が防火構造になっており、また下の階の病室の患者が上の階の物音にわずらわされずにすむであろう。温湯と冷水は建物全体に配給される。給水にあたっては、白亜質から採取される水は硬水であるから、病院に送られる前にあらかじめ石灰で軟化させる。

　マルタでは、現存する病院のどのパビリオン配置とも異なった、300床収容のパビリオン形式の総合軍病院を建設しようとしている（**図4-13**）。駐屯地の中では最も健康的であるとして選ばれた敷地には限りがあり、パビリオンの配置はその敷地の形状に合わせざるを得ない。が、パビリオンの構造は非常にフレキシブルなものにしてあるので、この条件にたやすく合わせられる。予定としては6つのパビリオンが横に並び、それぞれは2階建てで、日光と雨とをさえぎるには十分なアーケードで全部が連接されているが、換気だけはまったく別々になされるようになっている。管理部門全体が切り離され、病院前面に配置されている。しかし各部分は廊下つきの階段で連接されている。太陽に向かって側面の壁および屋根は涼しさを確保するために二重になる予定である。病院は海面から170フィートの高さに位置し、海を見下ろせるであろう。

　進歩的なマルタの地方行政当局は、このほかにも2つの建物の建築を予定している。その1つは老人および虚弱者を男女各500人、

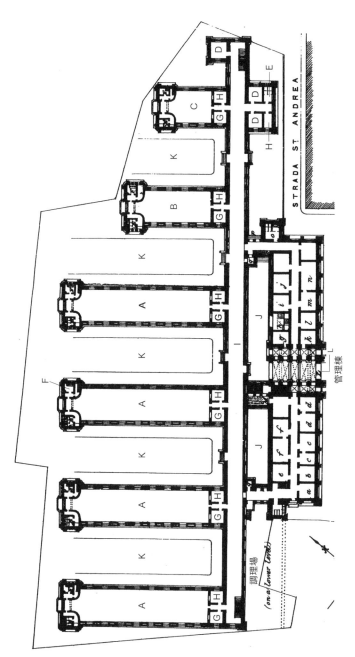

A～D. 病棟 E.F. 水洗便所、浴室、洗面室 G.H. 看護師室、台所 I. 廊下 J. 中庭 K. 運動場 L. 玄関 a～o. 管理事務室・宿所

図 4-13 マルタの総合軍病院の病棟配置図

計1,000人収容する保養施設である。建設予定の建物の平面図が**図4-14**である。これにはパビリオンが8つあり、それぞれ2階建て、2つの正方形を形づくるように配置されている。ベッドを入れる病室が全部で29、1階に食堂がある。各正方形配置の真ん中にデイルームがつくられる。建物は全部見通しのよいアーケードで連接されており、その上はテラスになっている。この保養施設全体にわたって建物は一つひとつ独立している。最も近代的な英国式の構造を採用している便所、洗面所、浴室は、別棟の四角い建物として4隅に

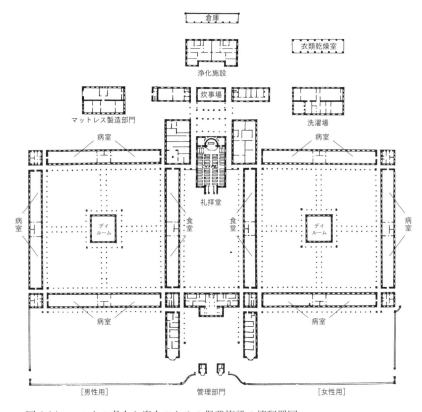

図4-14　マルタの老人と病人のための保養施設の棟配置図

設置され、アーケードを伝って病室から行けるようになっている。この施設の管理部分はきわめて完全にできていて、こことほぼ同数の患者を収容する病院——これほど多数を集めて収容する必要があるとすればであるが——ならば細部をいくらか手直しするだけで、この配置をそのまま使えると思う。

上記の施設に連接させて300床の病院を建設する計画がある（**図4-15**）。これはハーバート病院の建物と似た2つの長いパビリオンと、特殊な治療や攻撃的な患者を収容するのに使用する2つの小さな独立した建物で構成されている。見ればわかるように、大きいほうの建物にはそれぞれ食堂とデイルームがある。この2つは、収容患者のほとんどが急性の疾患ではなく不治の長い病いにかかっている人々であることを考えれば、必要不可欠の設備であるといえよう。

両計画とも細部はすべて、衛生学的にみてその建物の健康レベルを確保するための必要条件を満たしている。この2つの施設はマルタ行政当局からの依頼によりT.H. Wyatt氏が設計している。完成したならば、このマルタの小さい島は慈善施設に関しては最先端をいくところとして知られるであろう。

以上にあげてきた病院建築の例をわが国の昔からのやり方と比較しつつ考えてみると、病人ないし四肢障害がある人を収容する建物を設計するにあたっては、何をすべきであり、また何は絶対すべきではないか、がひと目でわかると思う。

ところが最近のいくつかの設計は、ああ何たることか、目新しい外形の中に昔ながらの間違いをそっくり再現しているのである。それらの中には病室の広さ、採光、換気設備などの点で進歩のみられる例もあるが、一方において浴室、洗面所、便所などの配置がきわめて悪い。また他の例では、病室の下に炊事場その他の作業場を設けてあり、そのくせ病室それ自体はすばらしくよくできている、といった具合である。さらに、すでに繰り返し述べたように、建物の

管理的部分が患者用のスペースとあまりにも混ざりすぎてしまい、不良病院の不良度をより増している不快な暗いコーナーや不必要な通路ができてしまっている。この種の誤りは、慎重に学習をし、すでに自明の理となっている原則を応用することによってのみ、避けられよう。最初に考えるべきは病人にとって最良なのは何かということであり、どうすれば安上がりだと思えるかということや——安上がりとは所詮見せかけだけのものである——建築的にみてすばらしい正面図となるだろうといった類のこと——こんなことは問題外

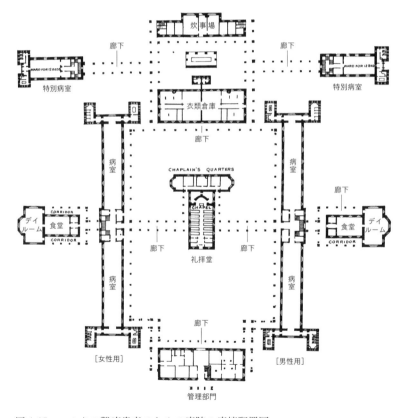

図4-15　マルタの難病患者のための病院の病棟配置図

108

である——ではない、と銘記してもらいたい。

　建築物を設計するにあたって求められるべき条件の第一は、それが目的に合致している、ということである。そして建築法則の第一は、目的との合致こそ美の土台である、ということになる。こと病院建築に関していうならば、病人および四肢障害がある人を速やかに回復させる絶好のチャンスを提供するような建物をつくったときにのみ、建築家は自分の求める建築と経済が実現したと自信をもってよいであろう。

V | 回復期患者のための病院

　内科的ないし外科的治療処置が絶対に必要である時期が過ぎたならば、いかなる患者も1日たりとも長く病院にとどまるべきではない。これは例外のない法則である。さてそれでは、日常の働く生活にはまだ適応できないそうした患者をどうしたらよいであろうか。すべての病院は回復期患者のための分院をもち、またすべての地方行政当局は回復期患者のためのホームを用意すべきである。

　回復期患者用病院の備えるべき第一の条件は、病院とはまったく似ていないこと、である。非常によくできた回復期患者用病院は、小住宅が並んでいるようなものではなかろうか。その理由は4つある。すなわち、

(1) ここに入る人々に、病院にいるような気持ちをまったく感じさせず、その代わりに家庭で暮らしているような気持ちにさせるため。病院にいる限り彼らは病院の患者であり、入院患者として考え、行動するのであって、回復しつつある者という自覚はない。

(2) 多数の人間を収容する建物の中でそれまで与えられてきた雰囲気よりも自由で元気のつくような雰囲気を確保するため。

(3) 小住宅風のコテージであれば容易に建てられるはずで、大規模で、複雑な、堅固な建物をつくるよりもずっと安価であろうから。

(4) 風紀上からみて、病人の場合よりも回復期の人々の場合のほうが、男女をそれぞれ分けて収容する重要性が高いと思われるから。そして実際、同一建物内に男女別々の場所を用意するより

も、建物を男女別にするほうが、道徳的規律の保持はきわめて容易に、また効果的に実現でき、管理上の問題がはるかに少なくなる。

衛生学上の ABC をここでまた繰り返す必要はあるまい。言っておくが、多数の人間を収容するためにつくられた最良の病院であっても、健康的という点では、上手に建てられた少人数用のコテージ形式の建物にはかなうはずがない。

カーテン禁止とか大部屋での洗濯禁止などの規則は、病院の場合は絶対に守られ**なければならない**のであるが、適切につくられた回復期患者用ホームでは、少なくとも女性の部屋では緩和することができる。ホームはまさに家であるべきである。各ベッドは横棒と止め金およびカーテンで6〜7フィートの高さに仕切りをし、隣のベッドと区切る（昼間はしぼっておく）。そうしてつくられた仕切りの中に洗面台も設けるべきである。

男性の場合も女性の場合も1つの部屋のベッド数は6床を超えてはならず、3床以下でもまずい。実際のところ、おおかたの病院が備えるべき条件と正反対であるといってよい。

患者を炊事場ないし台所に入れてはならないとする絶対的な病院の規則は、することが多ければ多いほど患者にとって好ましいと考える回復期患者用ホームではまったく逆になる。男の患者は、可能であるならば庭仕事をすべきであり、家の中の仕事をするよりも彼らにとってよいだろう。女の患者は、可能であるならばほとんどの家事仕事を、少なくとも自分の身のまわりのことだけでも、すべきである。そしてちょっとした病人食のつくり方などを炊事場で習うとよいのだが、料理用鉄板は使わせないようにする。回復期の患者が長時間台所の火のそばに立っているのは無理である。

こうしたことはいずれも慎重な判断のもとに実行されるべきで、回復期の患者に常に新鮮な空気を、それもできるだけ屋外の空気を

与える必要性のほうが優先されるべきであることは言うまでもなかろう。

　回復期患者の中にも全面的な休息を必要とする者がいる。新鮮な空気とよい食物に加えて、完全な休息はそうした患者の回復にとって主要な条件なのである。悲しむべきことに、最近、若い女性使用人の間に子宮疾患をもつ者が非常に増えている。彼女らは硬いコルセットを用いてウエストからペチコートを吊しているために病気になるのである。また、歩くことはできても腕を使えないために家事のできない患者もいるだろう。それでもなお何かするならば、この人たちが足元や衣服を湿らせないよう十分注意を払う必要がある。

　医師および主任看護師は、こうした患者の仕事ということに関して、常に気を配り、警戒していなければなるまい。

　今のところまだ回復期患者用の施設はほとんどない。が、こうした種類の施設はこれから開発されていく可能性が大いにあるので、将来に備えて正しい原則を認識しておく必要がある。

　私の手元にそれぞれ異なる種類の図面が２、３ある。

　図 5-1 はウォルトン・オン・テムズにある回復期病院の２階の図面である。左側に女性用病室が４つあって、共通の中廊下から出入りするようになっている。図面の右側はやはり４つの男性用病室である。9 床の病室が１つ、11 床が２つ、12 床と 13 床が１つずつ、それに 14 床が２つに 15 床が１つである。後方にエルズミア[1]病室と呼ばれている 18 床の部屋が突き出している。1 床あたりの空間は459 〜 874 立方フィートとまちまちであるが、平均は約 628 立方フィートである。1 つの階に 117 床あるわけで、18 床（エルズミア病室）を除いてすべてのベッドが中廊下に通じる部屋にあり、各室とも窓は一方の側にしかない。エルズミア病室は三方に窓がある。この建物は全体的にみてあまりよくない地方病院であると考えざるを得ない。この病院の存在は、こうした施設の必要が非常に大きいこ

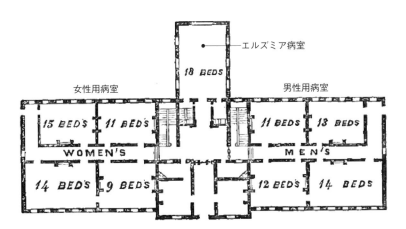

図 5-1　ウォルトン・オン・テムズ（ロンドン郊外）の回復期病院の 2 階の病室
　　　　配置図

とに応えようとする褒め称えるべき試みではあるが、この病院にみ
られる細部は、将来つくられるこの種の施設にはおそらく引き継が
れてはいくまい。

　図 5-2 はヴァンサンヌにあるローマ皇帝の建てた男性用回復期施
設の見取図である。これは上記の英国のものとはまったく異なった
原則に則って建設されている。この建物は 3 床の病室の長い列ででき
きており、この列が直角にいくつか曲がっているので部分的に中庭
が構成され、全体は連絡をとるために廊下でつながれている。各部
の配置は単純にして巧妙であると同時に、多数の部屋は外側の壁を
通して直接日光と空気の恩恵を受けられるようになっている。この
建物についての興味深い所見については章末の覚え書き[2]を参照し
てほしい。また、見取図（一般的な配置を示すための見取図にすぎ
ないものである）を手にするにあたっては、この目的のために施設

---

　†1　グリーンランドの北西方にある比較的大きな島。エルズミアは人名。
　†2　「ヴァンサンヌの男性用回復期施設に関する覚え書き」（クラーク・ケネ
ディ大佐による）は本書では省略した。

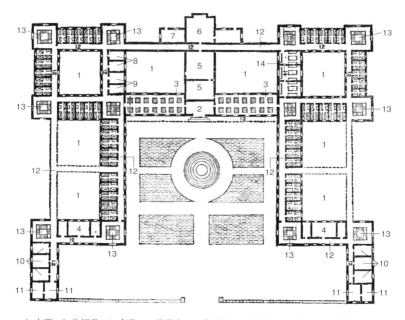

1. 中庭　2. 礼拝堂　3. 食堂　4. 休憩室　5. 炊事場　6. 洗濯場　7. 浴室　8. 薬局　9. 倉庫
10. 執務室　11. 幹部室　12. 連絡廊下　13. 階段　14. リネン庫

2階：礼拝堂の上には図書館が、食堂の上には"歌の部屋"と"プレイルーム"が、本館の屋根裏には工房がある。

診療所病棟はA棟にある。

図5-2　ヴァンサンヌ（フランス北部）の男性用回復期施設の見取図

まで出向いてくれたクラーク・ケネディ大佐に感謝申し上げる。

　この建物が先にあげたものと設計上どこが違うかはひと目でわかると思う。第一に、ここには中廊下がない。廊下はすべて部屋の一方の端に沿って設けられている。が、その廊下のアーチ門と部屋のドアと部屋の反対側の窓とが一直線上にくるようになっていて、完全な換気効果をたやすくあげられる。第二に、各部屋は3床ずつしか収容しないようにつくられている。この3という数字は、コミュニケーションの手段としての廊下の存在に対する異議を大幅に減少させるが、それは決まったやり方で換気がなされていればのことで

ある。この建物の中庭の一側に沿ったひと続きの部屋全部には、一般の病院の1病室より多数のベッドを収容することはとてもできないだろう。部屋はすべていわゆるパリ病院方式によって人工的な換気と暖房が採用されている。

この図面では一連の独立した部屋がただ廊下によって連接されており、回復期患者は夜は各自の部屋で眠るが、昼間は外気のもとに出ていたり、何らかの作業に従事したりする。連絡廊下のつくりは、換気さえよければ、あるいは全面的ないし部分的に外に開放していればもっとよいが、1日の大部分を"活動的"に過ごす回復期患者のためのこの種の建物におけるコミュニケーション手段として異議のあるものではない。入院患者が常時病室に引きこもっているような病院では、このような造りには異議が唱えられよう。

この建物はその経済性という面も合わせて、回復期患者用施設の設計に携わる人々が慎重に検討する価値のあるものといえよう。私が思うに、これはこの種の目的のために特別に建設された建物のうち、これまでのところ最大のものである。もちろん、3人収容の居室には、できれば窓は1つではなく、もっと数を増やせばそのほうがより好ましい。部屋の二方の側に窓を設けることができればいっそう好都合である。

しかしながら、回復期患者用の建物の配置として最もすぐれているのは、むろんコテージ風の家を連ねたかたちである。ここにウィルトシャーのハーバート記念委員会の要請でつくられたそうした建物の見取図がある（**図 5-3**）。これは男性と女性合わせて20人を収容する4つの独立したコテージから構成されている。2つのコテージはそれぞれ男性用と女性用である。中央のコテージにはシスター（看護師長）室ならびに病人、つまり再発患者用の小部屋が男女各1つずつある。いま1つのコテージには、炊事場と男女別の食堂とデイルームが設けられている。

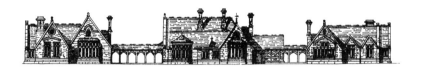

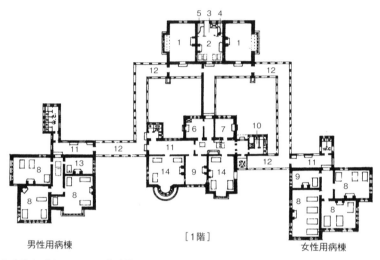

男性用病棟　　　　　　　　　　　　［1階］　　　　　　　　　　女性用病棟

1.食堂とデイルーム　2.炊事場　3.台所　4.食糧庫　5.倉庫　6.薬局　7.使用人室　8.回復期患者の居室　9.シスター室　10.浴室　11.廊下　12.通路　13.庭師室　14.病室

図5-3　コテージ型の回復期患者用病院の平面図

　この建物はできるだけ家に似せて、できるだけ病院らしくなく、と意図して建てられており、同時に居住者に厳しい規律を守らせるようになっている。

　このような設計は、ただ同じようなコテージを建て増していくだけで、家庭的であるという利点はそっくりそのままに、規模を大きくしていくことができる。陸軍省のトーマス氏がすでに実用的な設計をしている。

　もはや言うまでもないだろうが、回復期患者用の施設は、どのような患者を収容するかによって望ましい気候風土はさまざまであろ

うが、健康的で気持ちのよい場所に建てなければならない。どのような気候風土が最適であるかは、個々の回復期患者の担当医師が通常採用している治療法をもとに容易に決めることができよう。刺激を感じやすいある種の胸部疾患患者には、英国南西部の、湿り気があってくつろいだ気分のある海辺の気候が最適である。中庸の気候が好ましい患者は通常、南のほうやワイト島へ送られる。清々しい海辺の気候が必要な場合は通常、南東や東および北東部の海岸および北西部の海岸の一部が選ばれる。全身的な衰弱に悩まされている回復期患者の多数には、マルバーン、クリフトン、ダービーシャーなどの内陸部の気候が適している。この気候の問題が回復期患者に救いを与えるという点で見落としてはならないものであるがゆえに、私はここに言及しているのである。ロンドン周辺には、回復期患者用施設の敷地としてすぐれていると思われる乾燥した、比較的高台の、砂利の多い土地がたくさんある。

　回復期患者用ホームが大人にとって必要であるならば、もちろん子どもにとっても必要なはずである。患者を1日たりとも長く病院に入れておくべきではないとする考え方は絶対必須であり、ほかの誰よりも子どもたちにとってはいっそう必要であろう。

　回復期患者のためのいま一つの提案についても、ひと言触れておく必要がある。すなわち、病院の中に回復期患者用の病室を設けるやり方である。この案を扱うにあたっては、もう一度次の諸項を繰り返しておくべきだろう。つまり、

(1) いかなる患者も絶対的に必要な——すなわち内科的ないし外科的治療処置のために必要とされる日数よりも1日たりとも長く病院にとどまるべきではない。

(2) 多数の、というよりほとんどの患者は、病院の外へ出たほうがよいということになっていても、普通の仕事をする生活に戻る

のは不適当である。とすると、彼らは病院を出てどこへ行ったらよいのか。

(3) すべての州およびすべての病院に回復期患者部門を設けるべきである。そこはできるかぎり病院らしくなくして、家庭に似せてつくる。最も好ましいのは一連のコテージから成り立っているかたちで、そこに病院を出た回復期の患者を収容する。

では、病院の中につくられるデイルームのようなものが、この必要に対する答えとなるであろうか。否である。そうしたデイルームで過ごす患者たちがトランプなどのいたずらをしたり、そのほかためになるよりは身を害するような行為をするのを防ごうとしても、実際上は不可能であることが目に見えている。病院のデイルームで過ごす日々は、回復を事実上妨害していることがわかっている。

デイルームで過ごす患者たちはそれぞれの受け持ち看護師の監督下にあったほうがよいという理由で、デイルームを各大病室に付設するべきであるといわれている。が、そうした監視の効果は、実際よりも多分に想像上の産物なのである。実際には、看護師はある一定の場所から自分の目に入るだけの数の患者しか監視できない。2つの病室が1列に並んでいて患者全員が床に就いている場合でも、経験豊かな看護師であれば、自分の監視から漏れ出ることがいかに多いかを十分承知している。自分の受け持つ病室で何かが起こっているその同じ時間に、デイルームがどうなっているかを知るなどということは、看護師にとって到底不可能である。特に、デイルームと病室が互いに出入り自由になっているような場合は、これはもう問題外である。病院全体に男性用および女性用のデイルームが1つずつあって、それぞれに主任看護師がついている、といったかたちが考えられてよいであろう。しかし患者たちがそれぞれの病室へ戻っていくときのことを考えると、いくつかの病室からの患者が混ざり合うのは非常によくない。患者たちはゴシップのためだけに集ま

るのである。つまり屋外の運動よりはゴシップのほうが好きなのである。そしてたとえ彼らの監督のために主任看護師が投入されたとしても——彼女はそうされたくないであろうが——成功は非常に困難に違いない。

このように実際と理屈とは大違いである。現実には、あらゆる患者は少なくとも病院にとどまる必要のあるかぎり、自分の病室で暮らして自分の看護師の世話を受けるほうがよく、外に出**られる**患者にはできるだけたくさん屋外で運動をさせるようにする、ということになるであろう。

回復期半ばにある患者に十分であるほど病室の空気を新鮮に保つ換気手段は**ない**、ということも反対理由になっている。それではどうすれば病人に十分なだけの新鮮な空気を得られるというのか？

回復期半ばの患者は重症患者の病室を妨害するという反対意見もある。一般には重症患者は回復の近い患者が不在の病室を"退屈"に感じ、大勢がぎゅうぎゅうに詰まっている病室を"とても楽しい"とみなしている。

軍病院になると事情は一変する。なぜならば、（1）兵士は病院にいるか兵舎にいるかどちらかでなければならない、（2）一般病院であればデイルームには常時、下士官が配属されている、からである。

病院内に回復期患者用病室を設けることが、回復期患者用"ホーム"の必要性の答えとなるであろうか。おそらくデイルームよりはよいであろう。回復期患者用病室であれば、普通の病室の場合と同じく、いつも決まった看護スタッフが見守っている、あるいは見守っているべきだからである。が、その専用病室が病院から完全に離れて独立の建物になっているならば、いっそう好ましい答えとなるに違いない。

軍病院、特にインドにおける軍病院には回復期患者用病室が絶対に必要である。半ば回復した患者を兵舎に帰すわけにはいかない

し、熱病や赤痢のある病室へはなおさらとどめておけないからである。軍隊の回復期患者、それも特にインドの場合は、ハエによる疫病のためだけにしてもデイルーム兼食堂が必要である。

　が、デイルーム兼食堂は民間病院では好ましくない。一般的な経過をたどり患者がデイルーム兼食堂へ行けるようになったら、彼らは病院を出たほうがよい。家に帰るのではなく、回復期患者用施設へ行くべきなのである。たとえそうした類の行く先がないとしても、デイルーム兼食堂へ行くことで、回復と退院はいっそう先へ延ばされてしまう。

VI | 子どもの病院

　最初にはっきりさせておかねばならないのは、いったい人々に子ども病院をつくる気があるのかどうか、である。一方、病院を正しい方向に保持していくためには一般公衆の意見がいかに重要であるかは、病院経験者以外、誰も想像がつかないであろう。最良の看護修道会であっても、悲しむべきことにそうなのである。さて、子どもたちには世論は存在しない。子どもたちは不平を言うことができない。たとえできたとしても、常に子どものそばにいて、子どもにとって絶対的な存在である看護師に逆らって、医師や見舞客が子どもに味方するのは賢明ではない。また看護師は、子どもに仕返しをするであろう（そうしないではいられない）。なぜならば、疑いなく子どもたちは**看護師**に対して権威をもっていないからである。と同時に、病気になった子どもには必ずといってよいほど看護師をつける必要があるといわれ、そうせざるを得ないのである。子どもの患者に大人が混ざっていると、子どもの隣のベッドの婦人は、もし患者が適切に配置されていればであるが、その子の最良の保護者兼看護師になることが多い。そしてそれはその子にとってと同じくらい、その婦人にとってよいことである。この年齢混合が実在するのは普遍的な病院事情なのである。子ども病院をつくるならば、いずれにせよ入院患者の年齢を 15 歳を含めるまでに、特に女の子の場合はそこまでに引き上げてほしい。最良の看護修道会の看護師たちをもってしても、少なくとも子どもに無関心ではないという保証をしかねる。というのは、ある種の"宗教的"といわれるものの中には無言でいるという信念があるが、それは子どもにとっては死んだ

ほうがましなくらいであるからである。実際のところ、普通の病院看護師の中に子どもたちに優しさをもって接する者が時々いる。単に良心的で勤勉であるだけでは病気の子どもにとって十分ではない。病気の子どもを看るには、真実心からの天職意識と仕事に対する愛情がなくてはならない。言い換えれば、一人ひとりの子どもが回復するたびにそれが自分自身の幸せに結びついていると感じるくらいでなければならない。病気の子どもの焦燥やわきまえのなさ――もちろん多くの大人の病人に比べてそれらがより激しいとは思わないが　に絶えず精神をすり減らしている看護師を支えるものは、そのほかには何もないはずで、その緊張は一刻たりとも看護師から去らないから、ますます消耗するばかりである。さながらウィルダースピン[†1]が**望ましい**幼年者たちに寄せるような、病める子どもに対する心からの愛と交流とが、子ども病院の看護師には必須である。こうした気持ちは母親たちにしばしば見受けられて当然であるが、尼僧たちにはこれまた当然のごとくめったに見られない。真に**母親らしい**感情は少女や年とった女中にあるようである。しかし誰にそうした気持ちがあるにせよ、子どものためによい看護師をぜひとも探さなければならない。当然ながら、義務感や道義心も必要である。なぜなら、常に疲労と不安に耐えられるような天性の感情はないからである。

　これらは子ども病院に特有の問題であり、設立を決めるに先立って熟考しておくべきである。こうした点で満足な看護師がみつかるであろうか。

　子ども病院について多くの人々（医師そのほか）が抱いている考えといえば、そこへ子どもを入院させ、できるだけ早く回復させる、あるいはそこで子どもは死亡して埋葬される、そうした場所が

---

†1　サミュエル・ウィルダースピン（1791-1866）はイギリスの教育者で、幼児教育における先駆的な仕事で知られる。

子ども病院である、とただそれだけにとどまっている。われわれが考えるのはそのようなことではない。

　しかし何にせよ、一般病院の中に子ども病室を設けるのはやめてほしい。少なくとも、大人の患者と子どもとを混ぜるにとどめてほしい。一般病院における子ども病室はあらゆる不利な点をそのままに、しかも子ども病院のよいところを1つも備えていないからである[*1]。

　一方、子ども病院の利点は、子どもが見ないほうがよいことで、大人の病院にいれば見せるのを防ぎようもないような事柄を見ないでいられること、および、子どもの病院であれば大人の病院よりもレクリエーションや運動のためのより広い庭やたくさんの器物を要求して手に入れられること、の2つにある。

　これに関連して本当のところ必要なものは何なのかを、パリは表明しているがロンドンはしていない。屋内および屋外での身体運動は、急性の事例を除きすべての患者にとって治療の一部である。教えというのも非宗教的なものにしろ、宗教的なものにしろ治療の一部であり、入浴もまたそうである。

　子どもは一瞬たりとも1人で置いてはならないこと、つまり各部屋に必ずそれぞれのスタッフを配置すべきであること、を忘れてはならない。私としては子ども1人につき1人の看護師を、と言いたいくらいである。

　[*1]　このほかにも、ここでは言及することしかできないが、子ども病室にかかわったことのある者ならば誰でも知っているような、子どものある種の習慣があり、これには最上級の完全な監督を必要とする。完全な監督は、すべてが同一の責任ある管理下にあり、治療にも運動にも業務にもあらゆる特別の方法を用意している子ども専門の病院におけるほうが、一般病院の中の子ども病室におけるよりも達成されやすい。一般病院の子ども病室は病気の子どもが入院を許されるというにすぎず、子どもたちは入院患者の一部として扱われ、加えて“大人の”患者たちと一緒にいることが保護にもつながらなければ、楽しみにもならない。

入浴設備は子ども病院の最も重要な部分の１つになる。海外のあらゆる子ども病院をみると、次のように分類できる。

（1）内科

（2）外科

（3）皮膚科

　そしてヨーロッパ大陸の病院についてみると、皮膚科の占める割合が大きい。

　ヨーロッパ大陸に言及したのは、実際問題として英国には子ども病院に関する実績がたいしてないからである。

　入浴設備は次の４つの分離した浴室をもっていなければならない。

（1）少年用

（2）皮膚科少年用

（3）少女用

（4）皮膚科少女用

　両性ともに相手の専用浴室に決して入ってはならない。

　各浴室には有能な“シスター（看護師長）”を受け持ちとしてつけ、その下に１人ないしそれ以上の付添人を置く。そうしないと、溺れるとかやけどするなどの事故が懸念される。

　各浴室にはカーテンか簡単な仕切りで区切った小浴槽をいくつかと、数人の子どもたちが一度に入浴できる大きな浴槽を１つ以上設ける。

　少女は１人で入浴すべきである。乳児は病気が特殊なものでない限り一緒に入れてよい。

　少年が１人で入浴すべき年齢に達したかどうかは、主任医師が判断すべきである。

　少女は特別な病気のために不可能な場合を除いて、ゆったりとしたワンピースを着用して入浴する。

　院外の患者はいつでも（彼らにとってはきわめて都合よく、中の

患者にとっては非常に不都合であるが）子ども病院の浴室や体育場に入ってよい。

このことは考慮に入れておかねばならない。

便所についていうと、原則として、子どもが中に閉じ込められたり、中に入っているときにほかの子どもと連絡し合ったりすることが決して起こらないようにしておかねばならない。そして便所は自動水洗で、昼夜ともに十分明るくしておくべきである。

言うまでもないと思うが、子ども用の洗面所は高さ、使いやすさその他の点で大人のものとは別でなければならない。また、病室内で洗面することが大人の患者よりもずっと多いはずであるから、持ち運びできる洗面器その他の物品の用意がより多く必要である。この点では外国の病院も悲しいほどおそまつである。子どもの皮膚のすりむけ（ある種の病気の場合）を予防するには、1日に何度も部分的に海綿で湿らせる。

大部屋の端に設ける浴室には、急性患者や乳児のための小さな浴槽を2つ用意する。ここには持ち運びできる浴槽も必要である。

芝生や草のある丘、そのほか子どもの好きなような（ただし**あまりきれいすぎて**、台無しにしたからと子どもを叱るようでは困る）広い庭がなければならない。というより、次の4つの庭がほしい。

（1）少年用
（2）皮膚科少年用
（3）少女用
（4）皮膚科少女用

これらには屋**内**および屋**外**の体育場とホールを付設する。

運動の指導には教官（男性）を置かねばならない。さもないと子どもたちは、特に少女はけがをしやすい。

すでに述べたが、院外の患者はいつでもこれらに出入りしてよく、これは治療の非常に重要な部分なのである。

合唱して歌うのもある程度の運動となる。

すべての遊び場を管理する教官のほかに、それぞれの遊び場を監督する"シスター"を配置しておく。

体育場の屋根のあるところは遊び部屋、デイルーム、あるいは勉強室としても使えるであろう。

外国の子ども病院には一般的に、少年用と少女用の2つの勉強室が設けられている。ここもまた"シスター"がそれぞれを受け持ち、子どもを教える。——**このほかに**病室での教育および礼拝堂牧師による教えがある。

礼拝堂は牧師が宗教上の教えと同時に、一般の教育もできるように工夫されているべきである。ここでは少年と少女は礼拝堂の両側にそれぞれ腰かける。ここでのみ両者は一緒になる。

子どもたちが回復に向かって必要十分なだけ専心するように仕向けるケアがなされなければならない。ほうびやそのほか動機づけとなるようなものを与えるのもよいだろう。

経験豊かな小児科医は、口をそろえて次の意見を強調する。すなわち——子ども病院は**それぞれ**しかるべく離れたところ、みつけられる限り健康的な場所、おそらくは海辺か温泉場に、**回復期患者用**の分院をもつべきである——と。それによって子ども病院そのものに空気と運動とをいかに惜しみなく供給できることか。

どの病院も（子ども病院はほかの病院よりもいっそうのこと）、絶対に必要な日数以上1日たりとも長く患者をとどめるべきではない。

最後に、私は海外でのこの方面の手はずが完備していること、そして子どもの死亡率が一向に変わらないこと、この2つに等しく注目すべきだと言っておきたい。いつか伝染病が病室全体をなぎ倒すときが来るかもしれない。世界で最も大きく最も古い子ども病院であるパリの"ネッケル小児病院"では、実際に5人に1人の子どもが亡くなっている（1804年から1861年まで）。

このようなすべての条件を実現させている子ども病院の計画としてただ１つのものがリスボンに建設予定のもので、ここに見取図を示す（**図6-1**）。この建物は先代のポルトガル王の、亡くなった王妃を記念するために、という望みが具現したものであるという点で特別の興味を引く。

　われらがいとしのアルバート、彼は女王陛下の忠実な臣下として、いつもあこがれと感謝に満ちた想い出の中に存在する。その彼がこの病院の設計図を各段階で持ってこさせ、絶えず示唆を与えていた。英国における最新の病院構造のすべてをモデル建築としてポルトガルに紹介することは、彼の切望だったのであろう。設計者はハンバート氏で、女王の夫君が彼に設計を任せた。

　建物は屋根のない廊下とテラスに囲まれた、縦135フィート、横75フィートの平行四辺形に沿って配置されている。ラリボアジエ病院の構造に似て、パビリオンを２つもつ。パビリオンは２階建てで、２階の病室へは幅の広い無蓋^{がい}の階段が通じている。このパビリオンの特色の１つは、パビリオンのはずれの階段に看護職員が全員収容されていることである。ただ階段の真上にもう１階を加えただけでこうできるのである。各病室には32床ずつ入る。便所、浴室、洗面所は長い病室の一番端にある。これらは子どもが使いやすいように特別に考えられている。便所の個室一つひとつは別々に換気され、同時に、個室全部がそれぞれのもつ窓の**ほかに**、便所の大仕切りの三方に設けられた窓を通して、絶えず流動するかなりの量の空気に囲まれているようになっている。個室の換気力にもかかわらず、何かの具合で悪臭のある空気が大仕切りへ漏れ出たとしても、その汚い空気は大量の流動する空気にすぐに混入して、建物の外へ運び出されてしまう。したがって、汚染空気が病室へ漏れ出ることはあり得ない。大病室にはそれぞれ子ども用の小型の浴室が２つずつあり、湯と水が出る。病室は縦128フィート、横30フィート、

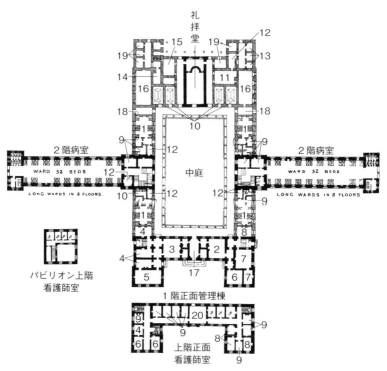

礼拝堂

15　19

12

19

14

11

13

16　　16

18　　18

10

中庭

9　　　9

2階病室　　　　　　　　　　　　　　　　　　　　　　　2階病室

WARD 32 BEDS　12　　　　　　　　　　　　　WARD 32 BEDS

LONG WARDS IN 2 FLOORS.　10　12　　12　9　　LONG WARDS IN 2 FLOORS

パビリオン上階
看護師室

4　　　3　　2

4

5　　17　　6　7

8

7

1階正面管理棟

9　　　20　　9

4　　9　8

6　6　　上階正面　8
看護師室

9

1. 小病室　2. 役員会議室　3. 薬局　4. 内科医・外科医室　5. 外来　6. 病院責任者室
7. リネン室　8. マトロン室　9. 看護師室　10. 浴槽　11. 台所　12. 洗し場　13. 食糧庫
14. 加熱室　15. 手術室　16. 回復期患者のためのデイルーム　17. 玄関ロビー　18. 廊下
19. 倉庫　20. 看護師食堂

図 6-1 リスボンの子ども病院の病棟配置図

高さ 18 フィートで、ベッド 1 つあたり 2,160 立方フィートである。
この病室はヨーロッパ中で一番立派であるといえよう。一方の側に
窓が 9 つと暖炉が 1 つある。パビリオンに設けられた病室のほか
に、各 8 床を収容する小病室が 4 つ、中庭に面してある。そこには
看護師室、台所、便所などが付設されている。病院の正面には管理
事務室および、病院責任者や医師、マトロン（総看護師長）、シスタ
ーたちの部屋を患者のいる棟から離して設けてある。この部分は 2

階建てである。礼拝堂はラリボアジエ病院の図面と同じ位置にあり、その両側はこの病院の一般浴室である。同じ部分にデイルームが2つと炊事場、倉庫、その他の事務室がある。

　一見してわかると思うが、管理部門、2つのパビリオンおよび礼拝堂だけが1階以上の高さである。開口部のない中庭であるが、その両側は、大半が1階建ての建物で囲まれるようになっている。入浴設備、デイルーム、運動場はいずれも先に述べた原則に則ってつくられている。全体としてこの建物は細部までよく考えられており、健康的な構造であると言いきってよいであろう。

　子ども病院を建てようとするからには、この図面を採用すべきである。が、これをどこか変えるというのであれば、原案がつくられたときと同様の慎重な検討が必要であろう。

《子ども病院に必要な付添人についての覚え書き》

　軍病院では看護師の宿舎は離して設けるべきであるというのなら、子ども病院では男性の宿舎をそうしなくてはなるまい。

　軍病院には、必要以上の女性が1人といえどもいてはならない。子ども病院には、必要以上の男性が1人たりともいてはならない。

　子ども病院で寝泊りするべき男性は、次の人たちである。

（1）宿直医師（有力者で、かつ経験者であるとされている男性）

（2）門番（できるだけ病室から遠いところに泊まるべきである）

　そのほかの建物内に寝泊りする可能性のある男性は、病院責任者（呼称はいろいろであろう）と礼拝堂牧師（それが聖職者の習慣であるならば）だけである。

　料理人およびその助手は女性でなければならない。

　上記のように、管理と医療はもちろん別であるが、子ども病院の責任をもつのは疑いもなく女性である。

　ヨーロッパ大陸では、われわれ英国においてよりもはるかに多くの

男性が家事的な仕事をしているので、子ども病院に入る男性の数をできるだけ抑えることの必要性が十分に認識されている。

　清掃はすべて男性の仕事である**べき**で、病院に所属しない男性に行わせる。

　子ども病室には決して男性の付添人を入れてはならない。

　子ども病院は成人のための病院よりもはるかに多数の付添人を要する。それを全部女性にし、全員がそれぞれの病室の近くで寝泊りすべきである。

　病院の中に住まなくてもよい例外の女性は2人の女性教師だけである。

　死体仮置場における敬虔な礼節というものが英国ではあまりにも無視されているが、子ども病院ではそれが特に望まれる。死体仮置場は見下ろされるようなことのない場所、静かな隅に別棟として設けるべきである。入口は2つで、一方は**死後室**へ通じ、もう1つは病院の外壁に開放し、親族がそこから入れるようにしておく。

VII インドの軍病院

　王立委員会が刊行したインドの軍隊の衛生状態についての報告書、証言および駐屯所報告書は、大英帝国の一部である彼の地における陸軍病院ならびに女性病院の状態に関して、多くのきわめて興味ある情報を載せている。私はそれらのもたらしたものを、インドの気候に対応した病院建築に将来応用できるであろうような原則をたどっていく立場から提示しようと思う。

　インドの諸病院は単純な原則に則って設計されており、称賛に値する細部構造も認められるが、概して非常によくない。本国におけると同様に、健康的であるということおよび管理を重視する立場からみると、だめなのである。例えば本国英国では、便所あるいは浴室そのほか身体を清潔にする手はずのない病院などというものが考えられようか。そのような病院があるとすれば、それは健康回復の目的により合致する施設ができるまでの、まったくの間に合わせのものとしか考えられまい。

　インドの病院の "沐浴手段" は多くの場合 "ブリキの鉢で、病人は自分の身体にその中の水を注ぎかける"。さもなければボンベイにおけるように、人々は "水槽から自分の浴びる水を汲む"。インドのどこでも "100 人に対して浴槽 1 つ、洗面器 1 つ" である。ラマンドログにある回復期患者駐屯地にみられるように、身体を洗う手段は "2 つの浅い陶器製のパイ皿" で、それが "部屋の中の背のない長椅子の上に置かれ（その部屋は雨季には非常に寒い）、しかもその隣には寝室用便器が置かれている" という具合である。

　ラングーンでは今日まで "入浴設備" には "水を入れる浴槽以外

には何もなく、洗面器、石鹸、タオルなどは使われていない"。

　浴室というものはあるらしい。が、"器具類いずれもまったく足りない"。例えばハザーリバグでは、病人は"希望すれば、水運び人に、身体に浴びるための水を皮袋いっぱいいつでも持ってきてもらえる"。

　インドでは病人が入浴できるとしたら、その病人は退院できるのである、と言いきってよいと思う。現にいくつかの駐屯所ではそうした事例がみつかっている。

　ノィータールでは、病人は湖水で沐浴する。ダージリンは、「実際のところ、特に病気の男性の場合、清潔になるためというよりは、汚れたままにとどめるやり方」と言っている。

　病人を常時監視するための、また同時に看護師自身を観察できるための、独立して配置された当番兵室あるいは看護師室はどこの病院にもみられない。医師や"看護師"の宿舎は時に 3/4 マイルないし 1 マイルも離れたところにあり、したがって彼ら（医療および看護の職員）は病院への道を行って帰って 1 日を費やしてしまう。

　一般に病院は、"刑務所のような高い壁"で囲まれている。ガジプールでは、「当然ながらすべての建物は病院の目的にとって非常に不適当である」と言われている。ヴァドーダラーにおけるように適切な換気は"ほとんど不可能"である。コラプールでは煙突帽から雨が降り込み、"木炭を使って乾燥させなければならないほど病室を湿っぽくしてしまう"。バンガロールのように飲料水は貯水池から供給されるが、その貯水池は兵営のあらゆる汚水を受けており、"現時点では非常に清潔だとは言えず"、"貯水池の水位が下がってその臭いが最もひどくなると、毎年たくさんの雄牛が貯水池から不潔物を運び出す"。あるいは、貯水池の水源となっている井戸から水を引くこともある（水と一緒にコレラも運ばれる）。おそらくその病院は、その貯水池からフタのない水路で水を引いているのだろう。さもなけ

れば多分半マイルも遠くから水を運ばねばならなかったり、どうか
すると、マドラスにおけるように、2マイルも離れたところから水
を持ってこなければならない。しかしこうした点に関して"何らの
改善も要求されていない"（！）便所はどこも"嫌な臭いがする"
か、"この国では、このような場所にある最も不快な便所ほどは不快
ではない"のどちらかである。また便所は"便座がなく"、"中に焼
き塩を入れて清めている"。"装置は改良の余地あり"。

　そのようなところに回復期患者用の病室を別に設ける構想などあ
り得まい。しかも実際はインドの悩みの種は赤痢であるから、その
回復期患者を現に赤痢に苦しむ患者と同じ病室に入れているのだ
が、それは人々が回復**しない**ようにできるかぎり努めているような
ものである。熱病や腸疾患についても総じて同じことがいえる。回
復期患者は運動の時間を除いては（運動の手はずがある**ところ**で
は）、つまり象や病人用手押し車や駕籠に乗る時間以外は、24時間
すべてをベッドで過ごす。食事をする部屋すらなく、"死人が近くに
横たわっているかもしれない"ベッドの上に座って、膝の上に食物
を置いて食べるのである。さもなければ兵舎に移されて配給食を与
えられ、"下仕官に引率されて朝夕、運動のため行進する"。

　衛兵所のないところでは、"守衛の者が病院のベランダのひと隅を
占領して、自分勝手に食べたり飲んだり煙草を吸ったりする"。イン
ドでは困りもののハエがいるから必ず食堂が必要であるのに、食堂
のある病院は1つもない。ベッドを離れられる患者のためのデイル
ームのある病院も皆無である。

　"ヨーロッパ人の患者を収容するには不適当な"病院である、と
か、"院内で伝染病が発生したことがある"、"傷が丹毒になる"、バ
ンガロールにおけるように床の"敷石の1つ"がはずれていて、"そ
こからの臭いがあまりにひどいので"外科医は"逃げ出さざるを得
なかった"、"病院が混んでくると壊疽や侵襲性潰瘍が発生した"、"病

室に害のある便所がある"、"汚水溜めは常に見るも不快である"、"屋外便所は非常に汚なく、洗われたこともない様子である"──このような事例報告がわれわれの耳に届いているにもかかわらず、その同じ報告書が"衛生状態"は"よい"と説明しているのである。マトゥラーでは、"便所の排泄物を駐屯所を取り巻く多数のレンガ焼き窯の1つで焼却するために毎朝車で運び出し、それが空気を汚している"。マドラスの"衛生状態"は"よい"といわれているが、司令長官自身が"もし患者の鼻先を汚くて嫌な臭いを出しているコーム川が流れていなければ"と付け加えている。この病院ではコレラも壊疽も時々発生しているのである。便所は"不運にも"風上に設けられており、"桶だけが使用されている"。便所は毎日洗われ、"その中で木炭が焼かれる"。そして"嫌な臭いはしない"と報告され、司令長官はまたもや"1年前は憎むべき臭いがした"と付け加えているのである。

バンガロールにおけるように"病人は兵舎から病院へ来るのを嫌がり"、医官は"回復期患者用病室"を欲しないが、それは兵舎に帰したほうが早く回復するのでそのほうがよいと知っているからである、と報告されるのも不思議ではない。

ある病院では、"不潔物"は手押し車で病院から30ヤードのところに移される。また別の病院では、便所は"19世紀の不面目である"といわれている。ではいったいどの世紀なら面目を保てるのであろうか。

ほとんどの病院でベッドの枠は鉄ではなくて木であり、患者は"害虫を退治しようとして"その枠をくだいてしまう。ラマンドログにおけるように、健康を害した者を送るその先は、"南京虫がいっぱいの建物"なのである。木の枠のベッドを使っている兵舎と病院全部がそういう具合である。ある医官は、害虫のために自分の患者が睡眠不足になって困るとこぼしている。寝具は毛ではなく、麻か

わらでつくられている。病院では毛を使うべきで、英国の病院では
いまやそれが決まりになっている。赤痢と熱病の場合を除き、シー
ツは支給されていないという報告がいくつかある。そしてどの病院
も、監察長官が「よいマットレス、毛布、**シーツ**および枕カバーを
すべてのベッドに支給すべきである」と勧告すべきところ、それを
していないのだが、マドラス州のすぐれた監察長官はそれをしてい
る。

　図 7-1 と**図 7-2** は比較的小規模の連隊（英国の）病院の図であ
る。**図 7-1** に示すのは、その単純な構造である。大病室が１つ、そ
の一部はその他の病室に囲まれたかたちで、各部屋は連接してお
り、共通の換気操置がついている。この配置はある点まではよく、
単純ですっきりしているが、細部に難がある。水洗便所ではない便
所があって屋根つきの通路を通って行くようになっており、風向き
によっては病人のほうへ汚れた空気が流れていく。バンガロールは
“便所へ続く屋根つき通路” の理由を示しているが、それはわれわれ
の到底思いも及ばなかったことである。そこは “運動のための屋根
つきの場所” だというのである。

　この病院には病室事務をする場所がまったくないことがわかる。

　図 7-2 はこれよりもいくらかよい病院構造であるが、やはり細部
に同じ欠点がある。

　いずれの設計も、ほかによりよいものがなければ一時的な野営の
目的には応えられるであろうが、それだけのものにすぎない。

　総じてインドの病院は、利便性や快適さに関するかぎり、単なる
野営病院のように思われる。戦地でのサービスにはよく適している
のでよしとされるが、永久的な駐屯所としては決してよくもなけれ
ば適してもいない。

　ウェリントンは例外として、通常のように１階建てで、床下を空
気が流れるように地面から上げて建ててある病院はほかに見当たら

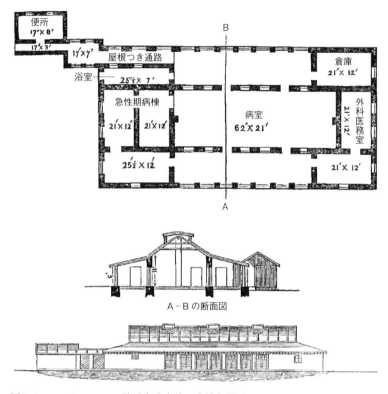

図7-1　バンガロールの騎馬砲兵病院の病棟配置図

ない。こうした病院はバンガロールの病院のように"雨季には常時
湿っている"。しかも床はただレンガを敷いただけのことが往々にし
てあるのである。ラングーンとトンフーではビーバーのような暮ら
し方をしていて、兵舎も病院も杭の上に乗っており、その下を空気
が流通できるようになっている。その結果、ジャングルの沼地では
地面にくっついて眠るインドの他の多くの駐屯所に比べて、兵士た
ちはずっと健康なのである。

　アラーハーバード、バラックポール、ダナプル、メーラト、カラ
チ、セカンドラバードなどいずれにおいても同じであるが、100 〜

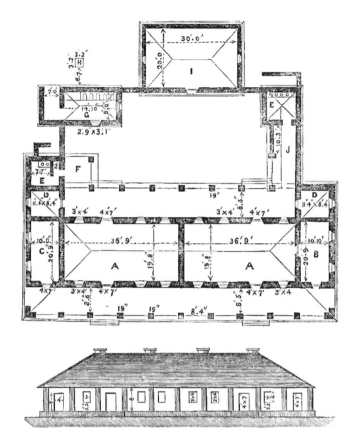

図 7-2　ベルガウムの砲兵病院の病棟配置図

150 床の大病室、時には 200 床以上のものまで、まさに兵舎の部屋
とそっくりの病室が使われている。

　図 7-3 はダナプルの 1 病室の平面図および断面図であるが、150
床を収容する長さ 633 フィートの通路以外の何ものでもない。

　この病室は決して明るい、あるいは風通しがよいとは言えまい。
"概して病院は採光が悪く、陰気である"。窓よりもドアのほうがよ
く使われている。そしてそのドアを閉じると、真暗闇ではないにし

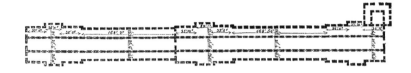

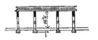

図 7-3　ダナプルの病院の 1 病室の平面図および断面図

ろきわめて暗い、狭い病室になってしまう。暗い病室は必ず狭苦し
い。"ドアにはめられた天井に近い一対の窓ガラスから光は入るが、
閉めてしまうと暗さはほぼ完全である"。インドの病院には外科手術
ができるほど明るい部屋はほとんどない。それで、聞くところによ
ると、手術はベランダで行わざるを得ないという。

　内側のベランダは、部屋が足りない場合には病人用に使われるの
が普通である。外側のベランダは洗面所用に使われてしまい、換気
を無効にしていることが時にある。

　ベッド 1 つあたりの床面積は必ずといってよいほど少なすぎ、ま
た病室の天井はこれまた必ずといってよいほど高すぎる。それが病
人にどんな影響を及ぼしているかというと、空間は明らかにたっぷ
りあるのに床面積は極度に過密なのである。これの最も悪い例の 1
つが、最近トリマルゲリー（セカンドラバード）に建設された病院
（**図 7-4**）で、3 病室をもち、そのうち 2 つは少なくとも 228 ベッド
も収容している。病室は高さ 42 フィートで、ベッド 1 つあたり
1,001 立方フィートであるが、床面積はわずか 24 平方フィートであ
る。私はこれまでに最小あるいは最大の規模の一時的野戦病院でこ
うした過密状態を見たことがあるが、ここはそれ以上である。こう
した事実は上記の病院やそれに似た病院に収容された病人の高死亡

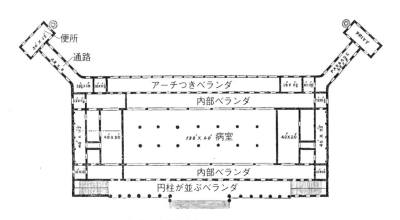

図7-4　トリマルゲリー病院の病棟配置図

率に結びついて、人々を激しく打ちのめす。

　トリマルゲリー病院は柱とアーチに支えられ、床はベッドで混み合っている広大なホールである。建物は外気からもう一方の外気まで約80フィートある。

　マドラスの総合病院（**図7-5**）はほかのどの病院とも違った原則のもとに建てられているが、かなりよくない。ここは中央部と2つの翼とからできていて、相対するドアと窓との間に4列のベッドを入れるつもりらしい。

　上記の諸病院には兵舎のあらゆる衛生上の欠陥が再現されており、ゆゆしき結果をもたらしている。すなわち、水の供給が悪い、換気不良、排水設備なし、（フィロズプルは"排水は必要ない"と言っている）、臭気のある便所、これはあまりにも臭うので、時に患者は病室を逃げ出さなければならないほどである。入浴設備はない、およそ清潔保持は難しい。

　しかしながらこのほかに、兵舎では感じられないが病院に特有の到命的で重大な欠陥が2つある。

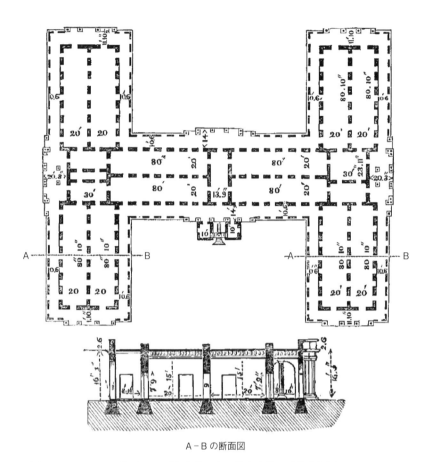

A－Bの断面図

図7-5　マドラスの聖ジョージ駐屯地にある総合病院の病棟配置図

　それは調理と付添人である。いくつかの報告書には、給料があま
りにも低いために、現在のシステム下では料理人（インド人あるい
はポルドガル人）は"情けない見かけ倒し"にほかならない、と訴
えられている。さらに、炊事場が兵舎のそれと同様によくない、と
も報告されている。多くの場合、炊事場は小さな開けっ広げの小屋
で、煙突がなく、煙は勝手に流れ出るし、器具もほんの少ししかな

い。時に地面の上で食物の下ごしらえをすることもあるという。"し
かしわれわれはインドではこうしたことに慣れている"。さらに付け
加えられていることには、一般的な料理はかなりよくつくられてい
るが、病人用の料理と呼べるようなものは存在しないし、病院が対
象としている病人の食欲をそそったり消化を助けたりするような料
理はまったくない。

　本国英国の病院では軍病院団に属する訓練を受けた料理人がい
て、御用商人の指示のもとに調理を受け持っている。彼は軍隊の食
事の適切な調理の責任をもつ者である。インドでは現地人の料理人
のうち最もすぐれている者が"かろうじて調理に従事している"程
度の感じである。彼らは粗雑でしかも往々にして好ましくないやり
方ではあるが、**一見したところ**見事な調理をする器用さをもってお
り、"古長靴をあたかもビーフステーキのように"作り上げると報告
者たちはしばしば感嘆している。

　英国ではインドに比べてはるかによい牧草育ちの肉が手に入り、
常時最良の肉を手に入れるために、御用商人が自身の責任において
病院用の肉を調達して当然であるとされている。

　すべてが兵站部によって取り仕切られるインドでは、こうしたか
たちの食糧供給はない。

　付添人について言うと、仕事のない健康男子を集めたも同然であ
る。思うに、量をもって質を供給しているつもりなのであろう。重
症の場合は"大隊から従者"が連れてこられて、しかも"毎日交替
する"のだそうである。つまり彼は24時間にわたって護衛の任務を
続けるのであり、うち半分は護衛室で、あとの半分は病室で、護衛
にあたるのである。病室内を歩哨することは嫌がられ、時々護衛者
は患者を見守る義務を怠るようである。

　何らかの看護がそこで必要であるとするならば、この事実はまっ
たくもって問題外である。インドには訓練を受けた付添人も女性の

看護師もいないのである。

　時々マトロン（総看護師長）を置くことが“是認”されているが、“本当の大部隊の場合だけ”である。病人の数が少なければマトロンなしですませなければならない。病気が重ければ隊から仲間を連れてくることが許されるが、これは結果的には、最良の看護を必要とする患者に最悪の看護師をつけることになる。外科医でも同じであるが、看護師に仕立てるには単なる親切心に加えて何かが必要である。上記のような仲間同士の行為があるところには看護があり得ないことか、病院には規律がなくいくらでも酒が飲めるであろうことが、われわれにはあらかじめわかってしまう。

　一般には病院軍曹が1人と“病室人夫がたくさん”いる。軍曹は規律をつかさどるためにおり、その下に寒い時期には79人の、暑い時期には240人の人夫と水運び人がいる。これはヨーロッパ軍の場合である。現地人の付添人*1に関して一般的な印象を述べるならば、彼らはある意味では親切であるが、“概して非常に怠慢であり”、何か嫌なことがあれば“無精なのろま”になり“冷淡”になって、言うまでもなく患者はないがしろにされ、“そんな彼らに世話されるのを嫌う”。ランダーのような高地の駐屯地では、病院軍曹は回復期に入った患者の中から適当に選ばれている。この事実がもたらす影響を指摘する必要はあるまい。この種の苦情は繰り返し言われているが、無駄に終わっている。

---

*1　ここで再び言葉の違いが問題になってくる。英国男性は現地人を嫌い、かつ軽蔑しており、現地人からは仲間というよりは野獣とみなされている。しかしながら英国人が現地人の言葉を覚えようとするよりもはるかに多くの努力を払って、現地人は英国の言葉を学ぼうとしている。インドにおけるわが軍隊内の、この国に関するあらゆることに対するはなはだしい無知がどんなに悪影響を及ぼしているかは言いにくいところである。ごく普通の会話が、もどかしさといらいらの感情を募らせ、個人的にひどい扱いを受けることが往々にしてある。英国人のほうが病気である場合は、言うまでもなくさらに悪い。

ナイニタールには病院軍曹が1人、理髪師が1人、当番兵が1人いる。

　カニング女史はアラーハーバードに女性看護師を導入したが、病人にとって彼女らは大きな慰めとなっている（アラーハーバードの駐屯地報告）。総合病院のあるところには必ず女性看護師を置くべきであるが、1859年10月の医療規則のもとにつくられた病院だけしかそうなっていない。女性の仕事と身分とをはっきりさせずに大勢の男性（男性付添人と患者）の中に少数の女性を置くのは大変な間違いである。

　最後に、インドには雨季にリネン類を乾かす手段を考えている病院は1つもない。洗濯の仕方がよくないこと、現地人の洗濯夫がリネンを破ってしまい、ある騎兵隊病院ではほころびや破れをつくろうのに裁縫師を2人常時雇っていること、などがよく不満として出されている。現地人は大きな平たい石や木の板にリネンを叩きつけて洗うのである。

　英国軍病院が上記のようであるとすると、現地人部隊用の病院ではいったいどうなのか。そこでは患者は"規定食を**とらされている**"。

■現地人用の病院

　現地人用の病院が特別に建てられているが、その構造は英国の小規模病院に似ている。最も完成度の高い例を**図7-6**に示す。ここでは病室の中に病室があり、他の部屋に完全に囲まれていて、部屋数はたくさんあるが病室用の家事をする部屋は1つもない。

　しかし現地人用の病院がすべてこのくらいよくできていると思ってはならない。おおかたは小屋以外の何ものでもなく、それもほとんどはコラプールにおけるような"狩猟小屋"あるいは"家畜小屋"にすぎず、病人はそこで薬をもらうだけである。患者は自分の食物を自分で料理し、好きなものを食べたり飲んだりしている。料理で

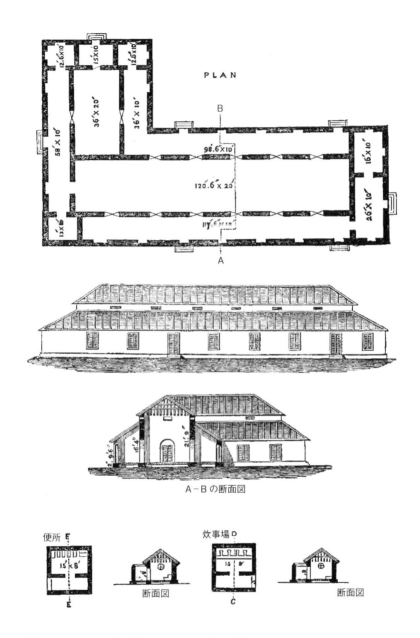

PLAN

A – B の断面図

便所　　　　　　　　　　　炊事場

断面図　　　　　　　　　　　　　　　断面図

図 7-6　コラプール駐屯地にある現地人用の病院

きないほどの重症者の場合は、料理をする付添友人が派遣される。便利な設備は皆無で、時には病人は身体を洗いに家に帰ったり、溜め池で水遊びをしたりしている。"これらの施設に普通設けられている家事を行う場所"はこの程度なのである。シカンデラバードのある現地人歩兵病院では、過密のために、また患者たちの**家系が不健康である**ために生じる悪液質状態のために、そして現在改善されつつあるが病院敷地内の汚水溜めのために、病院壊疽が頻繁に発生すると報告されている。

ラングーンでは現地人部隊用の便所はムシロでつくられており、これは"有害な悪臭を外にもらすので最も嫌われている"。それでは"有害な悪臭"を**中に**閉じ込めておきたいのか？

現地人用の病院建築が適切に建設されず、病人に必要なものも整っていないのは、1つには"カースト"の偏見が妨げとなっているのかもしれない。が、このことは適切に建てられ、必要な設備を備えた現地人用の病院を建てることをもって確かめてみるべきである。インドにはよい病院建築を阻む"カーストの偏見"がたくさんある。しかしそれでもよい病院建築が進められている。

ルディヤーナーでは、"病人の通常の必要を満たすのに十分な"付添人として、現地人医師1人、人夫1人、水運び人1人、掃除人1人がいる。女性病院をつくるための現在の準備状況は"十分である"といわれている（これは、すなわち何も**ない**という意味である）（ルディヤーナーは現在、現地人の駐屯地である）。

さらに言うならば、これらの現地人用の病院は文明のあらゆる欠点を兼ね備えており、その利益はまったく受けていない。あるところでは、2年間にわたって"壊疽性および流行性の傷"が"頻発した"ほど過密であった。別のところでは、あまりにも手入れが行き届かないために、"ずっと前から荒廃してしまっている"（そうなるのが最もよかったのである）。便所があったとしても、"狭い仕切り

で区切られた小さな部屋で、排泄物を洗い流す先もない"。洗面所や浴室があっても、"手入れの行き届いていない洗槽が２つ"あるだけである（ということは、水を溜められないのか？）。メルカラのように炊事場があっても、便所と同じ小屋の中につくられていて、悪臭のために使えたものではない。まったくのところ、そこの軍医はその炊事場は便所に変えてしまうべきだと提言していた。だいたいにおいて病人は近くの木の下で料理をするが、それができない場合は仲間がやはりその木の下で料理をつくってくれる。リネン類はカースト仲間あるいは軽症の患者が洗濯し、乾かす。各患者は自分の寝具を持ち込んでいる。多くはベッド枠も各自のものである。"習慣に従って患者は治癒するまで入浴を延期する。治癒したら近くの泉へ引きこもり、水を汲み、治癒したしるしの水浴びをする"。そのとき患者はもはや入浴などしたくなくなっている。すべての報告書に、浴室をほしがっていると記されている。

　インドのいろいろな規模の病院における病人用ならびに管理用の建物配置に関する資料がここにある。

　最近つくられる軍病院のいくつかは、ここに掲載されたものよりもすぐれている。いわゆる標準設計に則って必要条件を満たし、地方当局の指針に従って建てられている。

　図 7-7 は図面の半分である。これは傾斜した屋根のある大きな小屋で、縦と横のアーチで支えられており、横のアーチはその小屋を６つの部分、つまり病室に分けていて、その一つひとつは縦48フィート、横20フィート、壁の上までの高さ18フィートである。この建物の端から端までに96床入ることになっていて、事実上１つの長い病室と同じであり、ベッド１つあたりの空間は1,080立方フィート、表面積は60平方フィートである。床は地面より４フィート高くなっているが、床の下の空気循環はない。

囲いのあるベランダがこの病院の一方の側を貫いており、そこに開口式の暖炉が6つある。もう一方の側のベランダは開放式である。建物の長さ全体に換気屋根がつくられている。両端に下士官室があって、そのドアは病室に開いている。

　この構造にはいくつか好ましい点もあるが、温暖な気候におけるよい病院建築を代表するものとはどうしても思えない。床の下の空気循環はない。実際、この小屋は96床入っている長い病室であり、この数は4倍も多すぎる。また横のアーチが換気を妨害している。一方の側に沿ってついている囲みベランダは、もし板すだれ以外のもので囲まれているとすると承認しがたい。よほどむき出しの位置に建っていて強い風を受ける場合は例外である。が、たとえそのよ

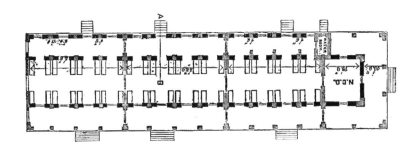

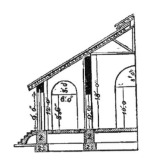

図 7-7　ハザーリバグの軍病院の病床配置図と構造図

うな位置にあっても、建物の端を風に向け、西側には囲みのあるベランダはつけないほうが、囲みベランダをつけて一方の側を風に向けるよりはよい。

　ベッド１つあたりの壁面積は、私がこれまでにみたヨーロッパのどの病院におけるよりも小さい。一対のベッドにわずか７フィートしかない。ベッド一対ごとの間にドアか窓がある。が、それらをもし換気のために使っているとすれば、必然的にベッドの病人は空気の流れに直接さらされることになり、少なくない病気にとって害を及ぼす。

　この図面では病院の採光が改善された様子がみられない。開き屋根を除いて病室の高さは18フィートであるが、ベランダの開口部および縦の壁面のアーチはわずか９フィートの高さしかないからだ。

　病室家事作業をする場所もない。この建物はどうしても改良された野営病院としか思えない。

　インドの気候条件において病院はどのような一般原則のもとに建設されるべきであるかを追究することはきわめて重要である。現在の図面の欠陥は、報告書に記載されている現地の状況と関連させて考えると、これらの原則がどうあるべきかを示しているようである。例えば、インドの土壌では沼気毒が恒常的に出ている。沼気毒は地表数フィート以上はめったに上昇しないが、それより低いところに寝ていれば、誰でも多かれ少なかれ沼気毒に侵される。

　（1）この事実から１つの大原則が出てくる。すなわち、インドでは病人は収容される施設と同様、常に地面よりも高い場所で寝るべきである。その高さは場所によって異なり、高地で水はけのよい場所であれば４〜５フィートで十分であるが、低地で沼気毒のある地域の場合、病人はもっと高いところに置かれるべきである。いずれの場合も病室の床と地面との間には自由な空気の流通がなければならない。

（2）暖かい気候のもとでは多数の患者を1室に集めるのは安全ではない。ヨーロッパでもそれは危険である。インドでは一段と危険である。暖かい気候で望まれるのは、突風ないし大きな温度変化にさらさずに病人の周囲の空気の流通をよくすることである。そして病人の発散物はすべて直ちに広い大気の中に排出されるべきである。言うまでもなくこれを実現する最良の手段は、病人を分離した建物に分けて収容するやり方である。各建物にはおよそ24床くらいを収容し、健康的な風が通り抜けるように各建物を配置する。

（3）すべての病院、中でも暖かい気候の病院は特に、空間に関する問題は、単にベッド1つあたりの立方フィートのみの問題ではなく、主としてこの場合は床面積の問題である。必要なのは各ベッドの周囲に比較的きれいな空気が大量にあることなのである。面積や空間がどのくらい必要かは、もちろんその建物のある場所の健康度によって変わる。高地で空気の流通のよいところでは、床面積はより涼しい地方の基準に近づけてよいであろう。すなわち100平方フィートで1,500立方フィートである。この数字は現在、暖かい気候の土地の病院のための女王陛下軍における規定になっている。低地で暑く、湿気が多く、沼気毒のある場所には本当は病院を建てないほうがよい。しかしどうしても病人を収容しなければならないのであれば、ベッド1つあたりの面積と空間は相当程度増やすべきである。すなわち100平方フィートは120か130平方フィートくらいに、1,500立方フィートはまあ2,000平方フィートくらいにすべきであろう。

（4）病室としては換気のために単純な構造が必須である。横にアーチや太い柱を設けてはならず、二重のベランダや廊下もだめである。病室は端から端まで、また一側から他側まで完全に開放させておく。窓やドアには採光と換気に十分なだけの面積をとるべきである。暗い病院は病人に不向きである。必ずしも採光と暖かさを合わ

せもたせる必要はない。

　ドアと窓とは相対する位置に設けるべきである。ベランダは日光をさえぎる意味で必要である。ベランダは必ず部屋ごとで、開放式でなければならず、しかも必要な陰を提供するに足るだけの幅がなければならない。このベランダは病人収容のための補足部分としてつくられたりしてはならず、また食堂や回復期患者のデイルームになってもいけない。こうした設備はすべて建物の端に設けるべきで、建物の側に沿ってつくってはならない。

　（5）常設の病院では病室に天井を張るべきである。天井があればより居心地よく、涼しく、清潔にみえる。天井と屋根の間の空間は換気が自由にできるようにしておき、暑い空気を外に逃す。できれば壁を二重にして、外壁と内壁の間に換気空間を設け、上下は開けておいて空気の流れが抜け上がるようにすると、ほかのどんな構造に比べても常により涼しいであろう。ただし非常に厚い壁は別である。

　（6）ベッドに対する壁の面積は、暑い気候のもとでは大問題である。開いたドアのそばにくっつけてベッドを置くのは承認しがたい。風が直接患者に吹きつけるようなドアと窓の配置は、今後は避けるべきである。ベッドが対で配置されている場合、隣接する2つのベッドの間には少なくとも3フィート半のスペースが必要である。が、できれば一対のベッドが等間隔で並ぶように病室をつくるほうがなおよい。各ベッドに最低100平方フィートの面積と1,500立方フィートの空間が許されれば、壁面を8〜10フィートはとれるはずである。高さ15フィートの病室の場合、この数値はまったく十分な数値であるが、その場合は8フィートの壁面というと病室の幅を約25フィートにできよう。10フィートの壁面であればその幅は20フィートに減り、これはいささか狭すぎて居心地がよくない。

空間容積と床面積がより大きいと、ベッド1つあたりの壁面積は10フィートを越える必要はなく、余分な壁は病室の幅に取り込むべきであるが、高さ（15フィート）はそのままである。

　暑い気候のもとでは回復期患者はすべて回復期患者用病室へ移さ**ねばならず**、したがって一般には熱病や赤痢の重症患者のみが残るのであるから、結論を言えば十分な空間と面積という問題は二重に重要となってくるのである！

　（7）各病室はそれぞれの家事室をもつべきである。あるいは2つの病室が一直線上に並んでいる場合は、両病室間のベランダの外側にいくつかの家事室を設置できよう。すなわち宗教的沐浴および入浴のための部屋と台所である。病院守衛室を必ず設けて1つの病室を見渡せるようにするが、両方の病室に設けない場合は付添人室からもう一方の病室を見渡せるようにする。各病室にベランダから入れる便所を設けるべきである。が、患者が外に出ないような、また外部の人と接触しないような配置が必要である。便所と病室との間に完全に自由な空気流通があるようになってしまっても、である。

　（8）インドのような気候のもとでは、各病室に水と湯の出る浴室が必要である。そこに洗面器が埋め込まれた洗面台を設けて水を引く。

　（9）インドには排水の整った病院はないのであれば、出口まで完全に排水されない建物はすべて病人向きではない、などと言っても無駄であろう。

　（10）すべての病院はあらゆる目的のために、引いてある清潔な水を豊富に使えなければならない。今のように水運び人や牛に水を運ばせているのはまことに不合理である。

　（11）病室の天井から屋根を通ってまっすぐに伸びる屋上換気塔を十分な数だけつくり、換気を常時確保すべきである。雨が入らないような屋上やぐらにし、不意の強風が患者を襲わないよう天井に

安全装置を施す。常時新鮮な空気が軒先にたっぷり入ってこなければならない。新鮮な空気の換気装置は病院中に取りつけるべきである。空気の流れを天井に向けるためには屋上換気やぐらがいる。つまり通常はドアや窓を使わなくても換気は十分になされるのであるが、風のないときに換気を促すように戸と窓をすだれ戸にしておく。窓には必ずガラスをはめねばならないが、インドではまったくそうなっていない。

（12）各病院の炊事場にはよい調理器具を備えるべきである。

（13）管理部門はすべて１つの建物にそれだけ置く。病室は病人のためだけに使わねばならない。病院が高床式の場合は、管理部門と倉庫に地階をあてることもできよう。

（14）医師や看護職員が往復のために１日かかって行き来するようなことがあってはならない。今のインドでは往々にしてそうなるのである。便利な宿舎を提供し、各病室に連隊付添人室を併設する。

（15）各病院には回復期患者用の屋根つき遊歩廊を設けるべきである。

（16）暑い気候の場所にある軍病院には、ことに伝染病が発生しているときは、回復期患者用病室、特に回復期患者用のデイルームと食堂が必要不可欠である。兵士は病院か、さもなくば兵舎にいるほかないからである。熱病や赤痢から回復しつつある患者を熱病や赤痢の患者の中へそのままとどめておいたり、あるいは寝るためにデイルームからそうした病人の中へ帰すのは、ほぼ確実に再発するがままにしておくことに通じる。回復期患者は回復期患者用病室で眠らなければならず、また回復期患者用デイルームで食事をしたり、生活しなければならない。しかしこうした回復期患者用病室には、病人病室と同様に、専属の任命された看護職員がいなければならない。さもないと回復期患者はトランプなどに興じてよくなるどころか悪くなってしまう。そしてデイルームは管理監督下に置かれ

ねばならない。

　回復期患者は自分が今治ったばかりのその同じ流行病のいろいろ
な段階の患者の中に混じって眠ったり、食べたり、そのほか時間を
過ごしているにしても、いずれ遠からず回復期患者用の設備がそう
した病院を一掃するに違いない。

Ⅷ｜兵士の妻と子どものための病院

　病人、とりわけ出産の床についていてほとんど何もできない患者にケアを受けさせるにあたり、結婚した兵士の宿舎があまりにも完備していないというので、近年少数ではあるが、兵士の妻および子どもが病気になったときのための病院がわが国に建設されるようになった。これらの新病院は**図4-2**（p.92）に示した連隊病院に採用されているものと同じ設計で建てられている。建物の半分は一般患者用に、残る半分は出産のためと分けられている。長い病室の一方の端に、この場合は不必要な浴室の代わりに小さな分娩室があるが、その他は一般患者用の病室と同様である。各病院にはマトロン（総看護師長）が1人と彼女が必要とするだけの付添人がいる。この種の病院はどこにつくられても最高の利用価値がある。

　インドにも女性のための病院があるが、こちらはまったく別の設計で建てられている。そのうちのいくつかは、カラチ、ディーサ、ラクナウ、ラニガンジ、フィロズプルなどの病院のように、女性の付添人がいて非常に完成度が高いものもある。マドラス州では、バンガロール、トリチノポリー、カンプティなどのように、単に男性病室を女性用のそれにあてているだけのものが多く、“あらゆる点で異議がある”と言われているのは当然である。どこの場合もそうした病院には家具などはない。実際、ヴァドーダラー、カドキ、プネー、ダージリンなどにおけるように、病気の婦人と子どもは“マトロンがいない”とか“病室が狭すぎる”などの理由で、“自分の宿舎で世話を受けざるを得ない”。まことに奇妙なことに、だいたいのところ“現行の手配で心地よくしている”といわれている。いったい

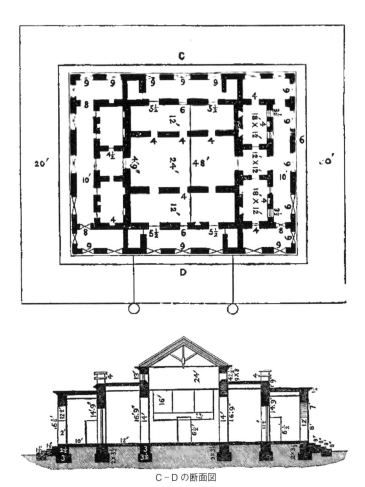

C－Dの断面図

図8-1　ミアンミルの女性病院の平面図

どんな手配なのだろうか？　マトロンはいないのに？　一方で、出産
病室とマトロンが“もっとほしい”、と付け加えてあるのである。ダ
ージリンでは婦人と子どもは自分たちの宿舎で治療を受けており、
その宿舎たるや“既婚者宿舎が今のように暗く、また湿気の強いも
のでなければ十分満足のいくもの”なのだそうである。時には“も
ろもろの手配は男性用の病院とまったく同じにできている”と述べ

てある。

　この種の病院の構造は小規模の連隊病院のそれと同じようである。

　図 8-1 に示すミアンミルにある女性病院の平面図をみると（これはインドで最も新しく建設されたものである）、非常に多くの改善の余地のあることがわかる。これは部屋の中に部屋が入れ子になっているかたちである。ある設計家がダーダネルス海峡の新しいパシャ要塞について、「外に出ているほうが安全であろう」と言ったが、それと同じことがこの病院についても言えるであろう。

IX │ 病院統計

　『病院覚え書き』第1版で、私は現行の病院統計システムの欠陥を指摘し、一定の計画に則った各病院用の統計要素の収集と一覧表化を提案した。この計画は国際統計会議のロンドン会議に先立って用意され、若干の補足をしたうえでその会議で採択された。外科手術の統計に関する特殊な疑問はその後に考察しなければならなかった。今回この章では、1つの統一された計画に則ってあらゆる手術を一覧表化する新しい提案とともに、これまで発表した内容の要旨を述べようと思う。

　これらの方法が一般に使われるならば、われわれはそれぞれの病院の死亡率ならびに、同年齢層および異なる年齢層における疾病や傷害別の死亡率、そして各地方の、また同じ地方でも別の地区の病院に入院する階級層別間の疾病と傷害の相対的頻度も確認できるようになるであろう。毎年病気のために人生における1年1年がどれほど浪費されているか、そしてどんな病気や年齢が特定の病院の資源を最も圧迫しているかもわかるようになる。例えば、ある病院の限られた財源のうち非常に大きな割合が、ある1つの予防できる疾病──リウマチ──のために使われており、多くの重要な事例や他の疾病のほうにその病院の治療サービスがまったく回されないでいることが見出された。

　事例の持続期間と病院の一般的有用性との関連もまた知りたいところである。何らかの衛生手段あるいは進歩した治療法によって事例の持続期間を半減できたとすると、その病院の有用性はその財源に関する限り2倍になる、ということが当然明らかになるからであ

る。

　この章は2つに分けられており、最初の部分では上述の会議に先立って用意された一般的な方法を、第二の部分では外科手術の結果を記録する統一的な方法についての追加提案を取り上げよう。

A. 病院一般統計

　付録につけた病院統計記録表（p.177 ～ 183）では、国際統計会議のパリ会議で承認された術語が採択されているが、主としてまれな病気に関する2、3の簡単な修正が施されている。提案した分類項目は本質的には連合王国のロンドン戸籍本庁が用いているものと同じである。

　この用紙自体は死亡記録のために長年にわたって戸籍本庁で使われてきた。そしてそれゆえに、経験的に十分試用されているという利点をもっている。各表は1歳未満から5歳までを月齢と年齢で縦に区切って欄にしている。5歳以上は5年ごとに区切っている。

　疾病リストは2つの部分に分かれており、1つは左側に、他方は右側に印刷されている。左側には病院への入院がより多くみられる疾病を、右側には比較的まれな疾病を記載している。

　この配置は、表の大きさを制限する目的で必要なのである。

　各疾病をこの2つの欄にそれぞれ割り当てるにあたり、さまざまな病院に表を記入してもらった経験から得るところがあった。

　左の欄に書かれた疾病、すなわちこれらは病院において最も多くみられる疾病であるが、これらに関する事実は表の各欄に直接記入する。左の欄に見出せない疾病名は右の欄で探し、その病名の後に罹患者の年齢を記載する。その後、左の欄でその事例の **CLASS** と **ORDER**★を探し、場合によっては"年齢"の欄の"その他"の行に記入される。右の欄に含まれていない非常にまれな事例があれば、相当する CLASS と ORDER のところに書き入れ、前と同様に左の

欄の "その他" のところに記入する。

　これらの例外的な事例は、何年か経った後でしか統計学的価値を発揮しないであろう。それゆえに、これらは個別に抽出するべきなのである。

　各統計要素については、同一か一つひとつの用紙を用いるべきだということが提案されている。病院が経験的に得たものを表化するために必要なのは、以下の7つの要素である。

(1) 年度第1日における在院者数

(2) 年度内入院者数

(3) 年度内回復あるいは軽快者数

(4) 未治癒、未軽快のまま、不法行為のため、あるいは患者の要請による退院者数

(5) 年度内死亡者数

(6) 年度最終日における在院者数

(7) 平均在院日数と端数時間

　以上7つの要素を別々の見出しとして印刷し、同じ形式の用紙に添付すれば、われわれが必要とするあらゆる事実を表化する手段は整うことになろう。性別で分ける方法にはいくつかやり方がある。年齢別の欄を男性用と女性用にさらに分けてもよいし、あるいは男女それぞれ用の形式を用意するほうがより便利かもしれない。

　さらに外科事例と傷害も内科事例と同じ用紙に含められよう。あるいは大規模な病院では、外科事例のために別の形式が開発されてもよいであろう。

　小病院向けには、年齢、性別、疾病（内科および外科）について

　★　ナイティンゲールは病院統計記録表で、生物学上の分類にならって疾病を分類していると考えることができる。生物における分類は、大きい区分から順に、「門 (phylum; division)」「綱 (class)」「目 (order)」「科 (family)」「属 (genus)」「種 (species)」と区分される。この表ではこの中の「綱 (class)」「目 (order)」を用いているのではないだろうか（編集部）。

の年間統計を内容とする7つの用紙を1セットとしたものが簡単につくれる。しかし非常に大きな病院にはおそらく4セットが必要となるであろう。

　こうした表の第一の目的は、統計上の結論を引き出すもととなる事実に関する統一的な記録を得ることである。ここには以下のような事柄が記される。

（1）**病人全数**——すなわち、その年度内に各疾病別、年齢別、性別により常時ふさがれていたベッド数

（2）その年度内に（内科的あるいは外科的）治療を受けた各疾病の年齢別、性別の**事例数**

（3）各疾病の性別および年齢別の**平均罹患期間**（日数と端数時間）

（4）各疾病の性別および年齢別の**死亡率**

（5）使用ベッド数および治療事例数に対する年齢別、性別、疾病別の**回復者**の年間割合

　年間結果を出すには、データを百分率ないし千分率にするはずである。

　常時占有されていたベッド数は、もし病院が満床であり続けてきたのであれば、年度始めと終わりの日の在院者数の平均をとることによって得られる。あるいは各四半期の始めの日と終わりの日の在院者数の平均から求めてもよい。病院のベッド占有率が不規則である場合には、もっと短い期間をとってこのやり方を行う。あるいはまた、その年度内に全事例が病院で過ごした全日数を求めればよい。そしてその合計を365で割って1日平均患者数を出すわけである。（その年度内に出された毎日の“**食事数**”の合計を365で割っても同じ結果が得られる。）

　年度内の“**治療を受けた患者数**”は、入院の平均をとることによって、また死亡も含めたあらゆる理由による退院の平均を出すことによって、入手されよう。

こうした原則に則ってできあがった一定のデータをもとにしてわれわれは、病院全体のものばかりでなく各病室別の比較死亡率、および年齢別、性別および疾病別の比較死亡率と罹病期間をも入手できる。

　これらのデータおよび類似の結果が多数の病院で得られるとすると、それがいかに高度の実際的な価値をもつものであるか、指摘するまでもなかろう。

　疾病を起こす作用を規則立てている諸法則がよりよく知られるようになるであろうし、特定の治療法や手術の結果についても現在よりはるかによく確認されるようになるであろう。病院の衛生状態に関して、病院相互間、病室相互間の比較をすることもできよう。

　食事や薬、安楽さなどに左右されるとはいえ、病院経済学という総括的な問題が検討や論議の対象となっていくであろう。

　特定の年齢、性別、職業、地域社会での階級が、特定の型の疾病にかかりやすいかという傾向が確認されそうである。"既婚"かあるいは"独身"か、同一のあるいは別種の疾病に罹患したことがあるか、出生地はどこか、など別のデータを比較検討のために加えることもできるだろうし、かくして病院の得た経験を衛生上の改善に役立たせることができる。

　後者の比較検討のためのデータは別々に保存されるべきであり、実際、規制の厳しい病院ではどこでもそうなっている。

　より改善された病院統計を目指す今回の提案は、病室に入院している病人の福祉に直接関係するポイントに限局されている。

　この作業をするにあたっては、聖トマス病院、ユニバーシティ・カレッジ病院、聖メリー病院のその筋の方々のご好意に大変助けられた。その人たちは非常に骨を折って実験シート（彼ら宛てに郵送された）に正確な記入をしてくれたのである。ここに深謝の意を表しておきたい。

これらの用紙は現在、聖バーソロミュー病院とロンドン病院で使われている。また統計会議の勧告によって、そのほかのいくつかの大病院でもより統一されたかたちの記録保存をするようになってきている。

　これらの用紙は対象が入院患者にしろ外来患者にしろ、もっぱら事例の表化のみを意図してつくられたものであるが、統計会議としてはその他のある種のデータも記録するように勧めたいと考えた。それが以下の勧告であり、私も心から賛意を表する。

（1）**表にした報告書**の年報の公表。全患者数についてだけではなく、さまざまな項目で**疾病別事例**の総数について報告する。それによって、その病院で続発した疾患が何かが明確にわかる。

（2）**事例登録**の際に、患者が入院した疾病だけでなく、その後に罹患した疾病についても別に記録する。

（3）入院年月日だけでなく、発症年月日も記録する。

（4）患者の疾病、職業、年齢と比較できるように入院年月日を記録する。

（5）内科病棟から外科病棟、あるいはその逆の患者の移送を、承認されている統一された記録方式で記録する。

（6）疾病が最初に生じた正確な場所を可能なかぎり記録する。

（7）病院および診療所の**外来**患者の登録システムは、（できるかぎり）入院患者の場合と同様の分類を採用する。

（8）病院統計に、年間を通じての、および季節ごとの、空ベッドの平均割合を記録する。

（9）a. 食物等、b. 医師および看護師、c. 薬物等、d. 雑費、の各見出しのもとに、**入院**患者と**外来**患者1人あたりの平均費用を記録する。

（10）個人の寄付に支えられている病院はすべて、**入院**および**外来**患者の数を記録し、また寄せられた推薦状の数も記録する。

以下の入退院記録の見出しは、このセクションで提案されている病院年報に記入するために必要なデータを収集する手段となる。また、国際統計会議で採択された追加議案に含まれる疾病の症例に関する項目も含まれている。

入退院記録帳

症例No.	入院日	氏名	年齢	性別	居住地および疾病が生じた/負傷した場所	職業	疾病/事故	日付					入院期間	所見（本人と両親の既往症）
								発症	回復	死亡	退院（治癒/未治癒/その他）	他科へ転科		

注意：ある疾病（潰瘍など）で入院した患者が、その疾患とは関係のない別の疾病（丹毒など）にかかった場合、その患者を退院させてはならない。新しい疾病は単に別の症例として入力し、最初の疾病（潰瘍）からの回復の日は、参照としてその症例の退院欄に、潰瘍が治癒するまで記入してはならない。新しい疾病の記入と同時に、潰瘍の入院患者の退院欄に、参照としてその症例の新しい記載番号を書き込む。2番目の病気である丹毒からの回復や死亡（丹毒など）の日付は、その疾病の反対側の適切な欄に記入しなければならない。

病院年報のための以下の年表要約は、国際統計会議の他の勧告を具現化するものである。

1. 入院患者

期間	推薦状の数*1		入院		治療した事例総数*2		死亡		回復		その他の退院		ベッド占有数					
													最多		最少		平均	
	男	女	男	女	男	女	男	女	男	女	男	女	男	女	男	女	男	女
第一四半期																		
第二四半期																		
第三四半期																		
第四四半期																		
1年の合計																		

* 1：この欄は、推薦状が必要な病院の場合のみ必要。
* 2：この欄には、入院後の患者に発生した疾病の事例が含まれる。

2. 外来患者

期間	推薦状の数*1		患者数	
	男	女	男	女
第一四半期				
第二四半期				
第三四半期				
第四四半期				
1年の合計				

* 1：この欄は、推薦状が必要な病院の場合のみ必要。

3. 各患者にかかる費用

	食事・飲料	職員・看護師	薬剤・器具	他の費用			合計
				洗濯	光熱	雑品	
入院患者							
外来患者							

4. 病室の衛生状態

病室数 ベッド数	病室の寸法			ベッドの体積	ベッドの表面積	窓			暖炉の数	換気（窓／換気装置）、昼夜に十分換気されているか	数		
	長さ	幅	高さ			数	高さ	幅			水洗便所	浴室	洗面器
1階 1号室… 2号室…													
2階 1号室… 2号室…													
3階 1号室… 2号室…													

水の供給の状態： 質 { よい 普通 悪い } 量 { 十分 不十分 }

水の状態： よい 普通 悪い

排水の状態： よい 普通 悪い

汚物溜めの状態

（11）患者の既往症、両親のかかった疾患と生活習慣を（できるだ
け）記録する。

（12）病院で表にしておくもの：

　　　ベッド数

　　　階数

　　　病室数

　　　病室の長さ、幅、高さ

　　　病室1つあたりのベッド数

　　　ベッド1つあたりの立方フィート

　　　ベッド1つあたりの床面積

　　　窓の数と寸法

　　　換気手段

　　　排水装置

　　　水洗便所ないし便所

　　　給水設備

B. 外科手術の統計改善のための提案

　しばらく前は医業に対する注目といえばもっぱら手術による死亡
率をめぐる重大論議に注がれており、この死亡率の原因に関してそ
れぞれの病院やそれぞれの国である結論を出している。

　これまでのものよりもより統一された病院統計のシステムを開発
しようとかねて専念努力しているうちに、私は当然ながら上に言及
した論議に関心を抱いた。そして引用されている統計データを一瞥
しただけで、手術に由来する真の死亡率はまだ正しい比較ができる
ほどの正確さで確認されていないということを納得させられるに十
分であるとわかった。引用されたデータは次のように記述されてい
る。

　すなわち、年齢、性別、手術の原因などとの対照のないしかじか

の手術があまりにも多い。年齢、性別、合併症などとの対照なしの
これまた多数の死亡がそれに続いて示されている：——

　これだけを出して一方で他方を割り死亡率を出している。

　このような統計処理は、せいぜいよくてずさんな近似値をもたら
すくらいである。これでは事例の実情について非常に不完全な理解
しかもたらし得ない。そしてきわめてはっきりしていることは、こ
れでは死亡率の真の原因についても、またどうしたら死亡率を低く
できるかについても、なんら実際的な結論を提供できない。

　改善のためにとるべき第一歩は、これらの要素についての簡潔で
正確な登録を入手することである。が、統一をとるために、以下に
その構成要素を列挙してみる。

（1）年齢

（2）性別

（3）職業

（4）手術の原因となった事故あるいは疾病

（5）事故および手術の年月日、疾病による手術の場合はその年月日

（6）手術の種類

（7）患者の体格・体質

（8）手術後発生した合併症

（9）回復あるいは死亡の年月日

（10）致命的合併症　　　a. 事故が直接の原因　　　b. 手術後に発生

　以上の要素は非常に重要であり、別に仕立てた手術記録帳にこれ
らを入れておくとよい。

　これらの要素を入手したら、次の段階でそれらを使用目的に合わ
せて表化する。これを適切に行うためには2つの用紙が必要である。

（1）全手術を含め、それらの結果も取り入れる用紙

（2）死亡事例を登録する用紙

　これらの用紙の写しを**表9-1**と**表9-2**に掲載する。

表 9-1　行われた外科手術の記録表

病院名：
この表の記載期間：　　　　～　　　　　　（期間は表 9-2 と同じにする）

手術	年齢・性別																										結果				手術を必要とする病・傷害	術後合併症（各合併症の後に患者の年齢を記載）	手術日から結果までの平均期間†	患者の体格・体質に関する注記など
	5歳未満		5歳～		10歳～		15歳～		20歳～		30歳～		40歳～		50歳～		60歳～		65歳～		70歳～		75歳以上		計		回復		死亡					
	男	女	男	女	男	女	男	女	男	女	男	女	男	女	男	女	男	女	男	女	男	女	男	女	男	女	男	女	男	女				
切断 *（傷害による）																																		
大手術： ・股関節 ・大腿部																																		
・脚部																																		
・足部																																		
・つま先 ・肩関節																																		
・腕 ・前腕 など																																		

* 関節における切断は、その関節がついていない四肢の 2 つの部位のうち、下の部位における切断に分類する。例えば、膝関節での切断は、脚部 (leg) での切断に合める。ただし、関節部での切断として明示されている場合を除く。

† 原則として、結果は手術創が治癒した時点と考える。

表9-2 外科手術による死亡の記録表

病院名：
この表の記載期間：　　　～

(期間は表9-1と同じにする)

手術	年齢・性別																										帰結				手術を必要とする疾病・傷害	致命的合併症と死亡原因(各合併症の後に患者の年齢を記載)	手術日から死亡日までの平均期間		患者の体格・体質に関する注記など
	5歳未満		5歳～		10歳～		15歳～		20歳～		30歳～		40歳～		50歳～		60歳～		65歳～		70歳～		75歳以上		計		回復		死亡					
	男	女	男	女	男	女	男	女	男	女	男	女	男	女	男	女	男	女	男	女	男	女	男	女	男	女	男	女	男	女			男	女
切断* (傷害による)																																		
大手術： ・股関節・大腿部																																		
・脚部																																		
・足部																																		
・つま先																																		
・肩関節																																		
・腕																																		
・前腕																																		
・手指																																		
中手術： ・股関節・大腿部																																		

*関節における切断は、その関節がついていた四肢の2つの部位のうち、下の部位における切断に分類する。例えば、膝関節での切断は、脚部(leg)での切断に含める。ただし、関節部での切断として明示されている場合を除く。

表 9-1 と表 9-2 への記入のために使用される手術の術語

（統一性を保つために、術語はこの切り取りリストに掲載されている順に表に記入すべきである）

切断（傷害による）	切除（疾病による）		骨・関節切除（冠状のこぎりによる手術を含む）	傷害による
大手術	股関節	・ヘルニア摘出術	疾病による	・上腕骨／上腕骨頭
・股関節	大腿部	（切開／非切開）	・上腕骨／上腕骨頭	・鎖骨
・大腿部	脚部	**切石術・砕石術**	・鎖骨	・肩甲骨
・脚部	足首関節	尿道切開術	・肩甲骨	・肘関節
・足部	足部	・結石	・肘関節	・尺骨
・足指	足指	・狭窄	・尺骨	・橈骨
・肩関節	肩関節	**腫瘍切除**	・橈骨	・手骨
・腕	腕	胸部がん	・手骨	・中手骨
・前腕	前腕	その他の胸部腫瘍	・中手骨	・手指
・手	手	（その性質を記す）	・手指	・股関節
・手指	手指	口腔がん	・股関節	・骨盤
中手術	**ヘルニア**	頭皮癰腫	・骨盤	・大腿骨
・股関節	鼠径部	腺腫（その性質を記す）	・大腿骨	・膝関節
・大腿部	・根治術	軟骨腫瘍	・大腿骨膝関節	・脛骨
・脚部	・ヘルニア摘出術	その他の腫瘍	・脛骨	・腓骨
・足部	（切開／非切開）	（その性質を記す）	・腓骨	・足首関節
・足指	大腿部	・がん性か再発	・足首関節	・足根骨
・肩関節	・根治術	（その性質を記す）	・足根骨	・中足骨
・腕	・ヘルニア摘出術	・非がん性	・足根骨	・足指
・前腕	（切開／非切開）	（その性質を記す）	・中足骨	・頭蓋骨
・手	臍ヘルニア	ポリープ	・足指	・上顎／下顎
・手指	・根治術	・鼻	・頭蓋骨	・椎骨
		・子宮	・上顎／下顎	
		・その他	・椎骨	
		（その性質を記す）		

（つづき）
壊死片の除去
・股関節頭部から
・胴体から
・上肢から
・下肢から
気管切開術
喉頭切開術
食道切開術
開腹術
卵巣切開術
胃切開術
結腸開腹術
帝王切開
修復術
瘻孔と拘縮（熱傷やその他の
傷害による）
疾病による奇形
傷害による奇形
先天性奇形
・口唇裂
・その他
・口蓋裂

穿刺術
腹部
陰嚢水腫
卵巣
胸部
膀胱
頭部
脊柱
嚢胞・腫瘍内容液除去
軟体部切開
会陰部
瘭疽
肛門・直腸潰瘍
痔核
器官部分切除術
関節ねずみの摘出
弾丸・その他の外部物質の
除去
狭窄部の内部分割
・尿道
・直腸
・その他

腫切除術
筋切開術結紮による部分除去術
母斑
痔核
舌
その他
絞断係蹄による部分除去術
動脈結紮
動脈瘤に対して（その性質を記
す）
出血に対して
その他の疾患や損傷に対して（そ
の性質を記す）
静脈瘤塞栓術
眼科手術
摘出
脱白
白内障
人工瞳孔
斜視
眼球摘出

術後合併症の術語　※これと同じ術語を表9-1と表9-2の致命的合併症の欄にも使用する
（表9-1と表9-2の合併症の欄に記入する際は、統一のため、より一般的な合併症の以下の術語を採用することを提案する）

ショック
クロロホルムなどの麻酔薬による事故
疲労
・事故による
・手術による
せん妄
・振戦
・精神的外傷
破傷風
昏睡
出血
・継続的
・繰り返し
・二次的（再現性のある時間帯を記載する）
手術部位やその付近の急性炎症
・腹膜炎
・鼠径ヘルニア
・胸膜炎
・腎盂炎
・膀胱炎
・肺炎

・脳や膜の炎症（手術中の創の直接的な結果であるようなものを「外傷」という語を加えて区別する）
壊死形成
壊孔
膿血症
・急性
・慢性：化膿性感染症、易感染性、腐敗性感染症を含む
・肺炎
壊疽
・一次
・二次
・病院壊疽
創からのジフテリア
侵食性潰瘍
痂皮
腸壊死（脱腸）
丹毒
蜂窩織炎
細胞性炎症（化膿性水腫、壊死組織、細胞組織の化膿を含む）

尿の滲出
静脈炎
炎症性リンパ節炎
熱病
・発疹チフス（病院性含む）
・腸チフス
・消耗熱
・猩紅熱
麻疹
下痢
肺結核
壊血病
ジフテリア
褥瘡
嘔吐
がん悪液質
疾患の持続
疾患の再発
クループ（気管切開術後も含む）
内臓狭窄（ヘルニア性）
二次疾患（肝臓、心臓、腎臓、など）

このリストに含まれていないその他の合併症は、通常の術語で記入する。

表 9-1 は行われた外科手術を表にするためのものである。この表
では、最も一般的に使用されていることから、通常英語の術語が採
択されている（英語化したラテン語およびギリシャ語が多数含まれ
る）。大手術は、傷害によるものと疾病のために必要となったものの
2 つに分類されている。このようにすることによって、ショックの
影響や患者の健康状態の影響を排除することができる。前者は事故
の結果発生し、後者は手術の結果を左右する。

　何回か試みた結果、性別と年齢は 20 歳までは 5 年ごと、それか
ら 60 歳までは 10 年ごと、60 歳を過ぎたら再び 5 年ごとにとられて
いる。

　これによって二者（性別と年齢）の手術結果に及ぼす影響を確か
めることができる。要約の目的からして、手術を必要とする疾病や
傷害はどの事例も 1 語ないし 2 語で表に載せねばならない。このた
めに欄が 1 つ用意されている。

　あらゆる要素の中でおそらく最も重要なのは、手術後に発生する
合併症である。手術事例の結果を主として決定するのはこの合併症
である。一方、合併症は同時に、死亡原因のうち予防できるものは
何かという洞察を可能にする絶好の材料である。最も重要なのは合
併症の共通の術語を採択することであるが、すでに用意されたもの
があり、参照のために各用紙に印刷してある。

　合併症の欄を埋めるにあたっては、できるかぎりこの術語を採択
すべきである。すでに 800 を超える手術例について試行されてお
り、そのうち 141 例にまぎれもない合併症があった。最初に表化し
た結果によると、これらの合併症のうち 66 例は膿血症、細胞性炎
症、丹毒、壊死形成、化膿、壊疽、下痢、褥瘡など、病室の衛生状
態のひどさや手術の妥当性をまったく疑うほど不良な患者の体質に
関連づけることができる疾患であった。

　表 9-2 は致命的合併症および死亡原因を表化するためのものであ

る。この表は、簡単な計算によって性別、年齢別および合併症別に各手術の死亡率をたやすく確認するために、**表 9-1** と対応して作成されている。手術についても合併症についても、この表では**表 9-1** と同一の術語が採択されている。2欄加えてあるが、ここには手術年月日から死亡年月日までの平均期間（日数）を入れる。

　482 の致命的手術の死亡原因はこのようにして比較された。そして 190 の死亡（すなわち全死亡の約 40％）は膿血症、静脈炎、細胞性炎症、丹毒、壊死形成、化膿、壊疽、ジフテリア、肺炎、腸チフスや消耗熱の熱病、に起因しているという結果だった。このうち少なくとも 50 の死亡は、最後の 2 つの疾病に由来していた。もう 1 つの結果として、病院別の合併症発生の頻度を比較すると非常に差があるということが確認された。

　すなわち 3 つの大病院をみると、1 つの病院では上記の熱病のために手術後死亡した者は全死亡の 25％であるのに対し、ほかの 2 病院では熱病による死亡は 1 例も報告されていない。ある病院では死亡の 27％はショックによるものであると報告され、別の病院ではそれが 2.5％、また別のところではこれに由来する死亡は 1％未満になっている。またある病院では死亡のうち 33％は腹膜炎によるが、別の病院ではそれが 3.5％、また別のところでは 22％である。膿血症による死亡はある病院では全死亡の 12％にのぼり、別の病院では 4.5％、また別のところでは 14％というように報告されている。細胞性炎症、丹毒、壊死形成、化膿、壊疽などを合わせてみると、ある病院では全死亡の 2％、別のところでは 6％、あるいは 15％というように発生している。

　死に至らない合併症の発生頻度もまたこれと同じようにさまざまである。すでに確認されたところでは、完全とはいえないデータであるが、次のような結論が指摘できる。第一：病院の衛生状態は、これまでに予想されていたよりもはるかに強く手術結果に影響を及

ぼしていること。第二：合併症の記述にあたって、同じ名前のもの
が必ずしも同じことを意味しているとは限らないこと。私の自由に
なるデータには限りがあり、入手した死亡率に対して年齢や性別が
与える影響の比較検討はできない。が、不完全ではあるもののデー
タから確認できるのは、合併症を表すのに統一した術語を採択し、
また統一した表化手段を用いる必要がある、ということである。

　私が思うに、ここに示した表はあらゆる目的に合致するであろ
う。これまでにも大規模に試用されてきており、目的にかなうとわ
かっている。

　病院年報はすべて、前年度およびそれ以前の年度の統計の要約を
統一したかたちで含むべきで、そこには事例統計をも載せる。事例
の一般的な登録については、上記のような用紙と方法を用いると目
的にかなうと思われる。これは統計会議に提出され、またダブリン
の社会科学協会の会議で説明されたものである。そしてここに提案
している手術の登録用紙をもって、私が取り組んだ仕事は完了する。

　各年報にすべての用紙を載せる必要はもちろんないと思う。おお
かたの病院では毎年 12 〜 15 の行数以上はいらないであろう。これ
までの経験から、811 の手術に伴う合併症はすべて 34 行に収まると
わかり、どこの病院のどの年度もこれほど多数の手術はありそうも
ない。小規模の地方病院では年ごとの表に 6 行以上使うことはほと
んどなく、一見した表の大きさに驚く必要はない。

　病院の統計記録を公表するために、このシステムまたは何らかの
統一されたシステムを採択すべきであるとする緊急の訴えをもって
私は要約に入るほかない。最高の運営がなされている病院をさえ含
めて、あらゆる病院で多くの生命が不必要に消耗されているという
確信はますます強くなる。また概して、貧しい人々が適切な内科的
および外科的支援と効果的な看護を受けることができれば、彼らは
そのみすぼらしい住居にいたほうが、病院でより手の込んだ治療を

受けるよりも、よりよく回復するであろう、とも確信する。かくも悲しい事態をかくもたくさん経験した者は私のほかにはおらず、したがってこのような確信を抱く者もいなかった。この印象は早晩消え去るのか、それともより堅固になるのか、いずれにせよ避けられない問題である。

　真実をつかむために私は至るところに情報を請求したが、比較検討の目的にかなうような病院記録をほとんど手に入れられなかった。それらが手に入れば、ここに言及したほかの多数の問題にも判断が下せたかもしれない。そうしたものがあれば、それらの病院の財力がどのように使われているか、本当にはどのくらいの善行につながったのか、財力は善行どころか危害をもたらさなかったかどうか、などを寄付者たちに示せたであろう。各病院の、また各病室の実際の衛生状況も告げてくれたであろうし、どこに不健康の原因とその種類を探し求めることができるかも教えてくれたであろう。そして、もしうまく利用すれば、そうした進歩した統計は、特定の手術や治療方法の相対的な価値について、現在私たちが把握している以上のことを知らせてくれるかもしれない。さらに、多数の病気の患者を抱える病院、過密でおそらく換気不良な病室、立地条件の悪さ、排水の悪さ、不純な水、清潔の不足、あるいはこれらすべての逆の状態が、そこの病室で経験される手術や疾病の一般的な経過に及ぼす影響を確かめられる可能性がある。このようにして確認された真実により、われわれは生命と苦しみとを救うことができ、また病気や四肢障害がある貧しい人々の治療と管理を改善することができるであろう。

[付録]　病院一般統計記録表

このシートは、病院での事例を以下の見出しで分類するのに役立つ。

[1月1日時点の在院者数]　[入院者数]　[回復（または軽快）者数]　[死亡者数]　[未治癒、不法行為のため、または患者の要請による退院者数]　[12月31日時点の在院者数]　[罹患期間（日数）]

[病院名]　[性別]　[該当する見出し]　[日付] を記載する。

年齢	月齢			1	2	3	4	5	10	15	20	25	30	35	40	45	50	55	60	65	70	75	80	85	90	95	~	計
	0	3	6																									
ORDER I **（発疹病）**																												
天然痘																												
はしか																												
百日咳																												
クルーブ																												
猩紅熱																												
扁桃周囲膿瘍																												
ジフテリア																												
鼻かぜ、カタル、インフルエンザ																												
眼病（化膿性）																												
丹毒																												
産褥熱																												
膿血症																												
病院壊疽																												
急性化膿性炎症																												
赤痢																												
下痢																												
コレラ																												
腸チフス																												
発疹チフス																												
回帰熱																												
マラリア熱																												
地張熱																												
リューマチ																												
その他																												

（左側縦：C L A S S I）

以下に示す疾病のほとんどは病院ではあまり発生しないもので、いくつかの例外を除き、左側のORDERの「その他」に分類される。これらの疾患は抽象化の際に、下の余白に、特定の疾病に対して、罹患者、治癒者、死亡者などの年齢を記入することで区別される。（例えば16歳の人が「おたふくかぜ」で入院した場合、このシートではCLASS I・ORDER Iの「その他」にチェックを入れ、余白に「おたふくかぜ」に罹患した年齢（16歳）を記入する。他の疾病についても同様である。以下に印刷されていない疾病は、それぞれ適切な区画に記入しなければならない。余白に記載された事実の要約を、病院一般統計記録表に備考として記しておく。

[CLASS II]
ORDER I

貧血
ループス
乾性壊疽
褥瘡
メラノーシス
＊左側の欄に含まれるいくつかの見出しの下に含まれる形態は、以下のようにがんの形態は、以下のように区別されるべきである。
・軟性
・コロイド
・オステオイド
・硬性
・上皮
年齢と罹患部位も特定されるべきである。

ORDER II

腰筋膿瘍
化膿性結核性関節炎（頸部リンパ節結核に配置）
結核性腹膜炎

[CLASS III]
ORDER I

脊髄炎
振戦麻痺（麻痺に配置）
＊左側の欄で「麻痺」とされているすべての症例の患部をここでは区別し、年齢を記載する。

喀血
気胸
水頭症（結核性沈着物を伴う）
その他

ORDER I
（局部症）
A. 脳、脊髄、神経
髄膜炎
頭部炎（急性水頭症を含む）
麻痺
舞踏病
躁踏病
てんかん
ヒステリー
破傷風（特発性）
痙攣
その他
B. 感覚器
眼精疲労（膿性でない）
白内障
甘皮症
緑内障およびその他の眼の病気
耳漏
耳炎
聴覚障害およびその他の耳の病気
その他

ORDER II
心炎

CLASS III

右側

偏執狂（躁病に配置）
認知症（躁病に配置）
喘鳴痙攣
＊炎症に侵された眼の各部は
ここで区別する。
神経痛（三叉神経痛）
神経腫

ORDER II

動脈炎
アテローム性動脈硬化

ORDER III

水胸症
蓄膿症
胸膜肺炎（肺炎に配置）
肺うっ血（肺炎に配置）
肺気腫
偽性黒色腫

ORDER IV

舌炎
口内炎
咽頭炎
食道炎
＊ここでは以下のヘルニアの
種類を区別する。これらはす
べて左側の欄で［ヘルニア］
の下に分類されている。
・先天性
・大腿骨または肩甲骨
・鼠径部
・陰嚢

左側

心膜炎
心内膜炎
心臓弁の病気
心肥大
心筋萎縮症
心臓脂肪変性症
心臓の動脈瘤
大動脈瘤、その他
胸部狭心症
失神
静脈瘤
静脈腫
その他

CLASS III — ORDER III

鼻出血
喉頭炎（声門浮腫）
気管支炎
胸膜炎
肺炎
喘息
その他

ORDER IV

胃炎
腸炎
腹膜炎
便秘
疝痛
イレウス（腸閉塞）
腸重積
ヘルニア
食道の狭窄

・臍
・腹部

ORDER V

利尿作用
尿道の狭窄（淋病の影響では
ない）
＊石や砂利の場合は、ここに
物質の組成を明記する。

ORDER VI

精巣炎
子宮炎
卵巣腫瘍
子宮体部腫瘍
子宮のポリープ

ORDER VII

骨脆弱症
骨軟化症

ORDER VIII

バラ疹
蕁麻疹
湿疹
ヘルペス
天疱瘡
膿痂
膿痂疹
にきび
毛瘡
苔癬

腸管の狭窄
腸管の潰瘍化
消化不良
膿瘍
胃痛
吐血
卒中
下血
痔核
穿孔
膵臓疾患
脾臓疾患
肝炎
黄疸
胆石
肝硬変
腹水
その他

CLASS III

ORDER V

腎炎
尿閉
腎炎（ブライト病、アルブ
ミン尿）
糖尿病
結石（尿酸、その他）
尿砂症（尿酸、その他）
血尿
膀胱炎
前立腺の病気
その他

ORDER VI
静脈瘤
水腫
卵巣膿腫
その他

ORDER VII
滑膜炎（骨膜炎、内膜炎を含む）
骨外膜症
背骨の彎曲
カリエス
壊死
筋骨格の萎縮
その他

CLASS III

ORDER VIII
蜂窩織炎
ひょうそ
膿瘍（外傷）
潰瘍（外傷）
その他の皮膚疾患

ORDER I
（先天性疾患）
二分背柱
その他の奇形
生歯
その他

CLASS IV

瘭疽
乾癬
枇糠疹
魚鱗癬
＊ここでは膿瘍や潰瘍の患部を区別する。

[CLASS IV]
奇形
無孔肛門
チアノーゼ
老衰
萎縮・衰弱

[CLASS V]
ORDER I
火薬やガスなどの爆発（熱傷に配置）
凍瘡
凍傷
雷撃（どこに、どのように落ちたか）
日射病（どんな状況か）

＊暴力による死亡の状況を詳細に示す必要がある。例えば、何人の人が何歳のときに衣服に火がついて焼死したか、何人が足場や高所から落ちて死んだか、何人がと素アヘン、偽薬の過剰摂取などで死んだか、などである。

銃で撃たれた傷は、ライフル、ピストル、大砲などの武器の種類によって区別され、その他の傷は、ナイフ、短剣などによって負わされたものかどうかによって区別されるべきである。極貧による死、窒息死、溺死、絞首による死、などが観察される場合は、左側の欄の「その他」に入れ、詳細をここに記載することが望ましい。すべての暴力的な死は、事故・殺人・自殺の3つのORDERのいずれかに分類されるべきである。

CLASS IV ORDER II 萎黄病						
出産 ・流産 ・堕胎など						
貧血（無月経、白帯下、更年期、乳房炎を含む）						
ORDER I（事故） 熱傷						
やけど						
骨折						
挫傷						
震盪						
銃創						
切傷、刺傷						
毒物混入						
その他						
CLASS V（暴力による死傷病） ORDER II（殺人）						
ORDER III（自殺） 銃創						
切傷、刺傷						
毒物混入						
その他						
突然死（原因が特定できない）						
原因が特定されていない、または定義されていない疾病						
合計						

追記：
病院看護のさまざまな組織方式について

　看護師の調達という重要な問題においてはどのような看護方式が用いられているかが大いに事を左右するので、それについてここに追記する。

　ヨーロッパの公立病院で採用されている病人看護の方式は以下の5種類であろう。すなわち、

1. 看護師は修道会に属しており、独自の宗教上の指揮者のもとに在るが、病院は修道会とは別の非宗教的な管理主体によって管理されている。

　　例：パリの諸病院、ロンドンのキングス・カレッジ病院

2. 看護師は修道会に属しており、その修道会の長がその修道会と病院の両方を管理している。

　　例：ベルリン、ライン河畔のカイゼルスヴェルトのプロテスタントの施設、ローマおよび全ヨーロッパの多数のローマン・カトリック施設、また、わが国の英国国教修道会施設

3. 看護師は彼ら独自の首長をもつ俗籍者であり、病院はそれ独自の別の非宗教的な管理主体をもつ。

　　例：ロンドンの諸病院

4. 看護師は俗籍者。彼らを管理している病院と同じ非宗教的な管理主体のもとにおかれている。

　　例：ウィーンの大総合病院、ベルリンの慈善病院

5. 看護師はすべて男性で俗籍者であり、その病院と同じ非宗教的男子管理主体のもとにおかれている。

　　例：ドイツの軍病院、最近までの英国[†1]、フランス、ロシアの

軍病院

上記の看護方式のうち——

看護師は修道会に属していて彼ら独自の宗教上の首長のもとに在り、病院は別の独自の非宗教的な管理主体によって管理されている——1. は、概して、病人にとってのよい看護および患者と看護師両方の一般的な福利、を保証する最良のものと推定される。

パリの大病院4つ、オテル・デュ、セント・ルイズ、ラリボアジエ、ラ・チャリテ、はアウグスチヌス会シスターが看護している。慈悲、ボージュン、聖アントニィ、コシャンの4つは聖マルタ修道会が看護している。ネッカーは聖ヴィンセント・デュ・ポールのシスターが、2つの子ども病院のうちの1つ、レ ザンファンはヴィルヌーヴの聖トマスのシスターが、もう1つの聖ユージンは聖ヴィンセント・デュ・ポールのシスターが看護している。言うまでもないが、これらの病院すべての管理は俗籍の男性の手、公共支援事業、に委ねられている。管理側と修道会との間の“小ぜりあい”は時に炎上もしてきた。そして“小ぜりあい”の結果、病人の利益が増してきた。私の証言よりもおそらくはより公平だと思われるであろう証言、そして間違いなく修道会側にとっては誤りであろう証言、だとしてもそれは私が思いきって言えたよりもはるかに強硬に発せられたのだから、私はその引用を我慢せざるを得ない。ラ・ロシュフーコー＝リアンクールが彼の第7報告書の3ページで次のように言っている。"多くの悪習が永続するのは、またわれわれがここにその許しがたい影響を非難するのをためらわない数多の悪事が永続するのは、オテル・デュの尼僧たちが行使する勢力、およびあらゆる権威に対する彼女らの抵抗、が原因であるに違いない、とわれわれは

---

†1　ここに付されている「覚え書き」は本書では省略した。

信じざるを得ない”。これが1790年の発言であった。現在両者の調和は非常にうまくいっている。管理側は尼僧たちについて不平を言い、医師は尼僧たちが“完全に自分たちの下にいてくれれば”と望む。尼僧たちは管理側に不満を言い、自分たちの修道会が“その下に管理側を完全にかかえていればよいのに”と望む。しかも全員に最良の友となる可能性があり、衝突と競争が最高のよい果実をもたらす可能性がある。全員がそのためにいっそうよく働き、それがどれほど多くの害悪を防ぎ、どれほど多くの善を保証しているか、誰も知らない。

　しかし、修道会による看護を支持してここに絶対的な意見を述べるにあたり、管理は非宗教的主体のもとにあるとしてであるが、私は、フランスにおいてもイギリスにおいても、カトリックの施設においてもプロテスタントの施設においても、のっぴきならない事態になっている2つの間違いに対して警告を付け加えておかねばならない。すなわち、(1.) 修道女会の首長である女性は彼女らが看護している施設の中に住ま**ねばならず**、“看護師寮”や病院では**ない**“修道女の家”、病院での慈善働き以外の慈善働きがなされている“ホーム”、に住んではならない。もし彼女が自分にとってより重要であると思えるほかの慈善働きをしているとすると、彼女は病院での働きを十全にははたさないだろう。病院看護は油断を許されないものであり、彼女の全身全霊を必要とするのである。病院看護には分割された忠誠は許されない。病院のような施設を統治するための経験を積み学習するには彼女の全人生をかけても多すぎはしまい。パリのアウグスチヌス派修道会のようにいくつかの病院を受け持っているのであれば、彼女は修練生、ないし見習い修女、その他呼び名は何であれ彼らが訓練を受けている施設に住まねばならない。彼女は同時にその病院のマトロンであるに違いなく、それはすなわちそこの看護の監督者であり、看護師たちの指揮者であるということであ

る。彼女が看護師ないし見習生たちの"ホーム"で彼らの長となること、および、病院で彼らを率いるのをマトロンないし修院長などその他の上官に託すこと、これは彼女のすることではない。

（2.）修道女たちは"道徳上の影響"を及ぼすというだけで病棟の主任になってはならない。時々空想的になる経験不足者も適任ではあるまい。さらに言えば、もしレディである女性が旧式な病院の主任看護師と同じほどの知識と経験をもっているならば、実は多くの修道女は非宗教的管理のなされている病院においてだけであるが十分もっているのであるが、彼女は看護師長ないし主任看護師に適している。知識と経験をもっていなければだめである。

No.3、看護師は俗籍であり彼ら自身の俗籍の女性首長のもとにあり、病院はそれ自体の別の俗籍の管理主体をもつ No.3 は——疑いなく No.1 に次いで最良の看護を保証する組織である。

その他の看護組織、No.2、4、5 は、 No.2 は宗教的な、No.4 と 5 は非宗教的なものであるがいずれも 1 つの管理主体のもとにあり等しく非難されてしかるべきものである。

No.4 と 5 は、男性であれ女性であれ看護する者は男性の病院管理当局者たちのみによる指揮下におかれている。この場合、時間の取り決めや礼儀作法、衛生関連の規則などが総じて狂気ざた以外の何ものでもないことが誰をも苦しめるであろう。看護師を 1 つの病室で 24 時間"勤務"させたり、病人と一緒に眠ることにさせたり、極端な場合、女性の看護師が男性の病室で泊らせられたり、などなどが慣例となっているのである。

No.2 では、それどころか、プロテスタントでもローマ・カトリックでも、首長が男性であれ女性であれ、あるいは両方であれ、看護スタッフが病院全体で 1 つの指揮系統下にある。この場合、あれこれの手はずは、目的と結果には幅広い違いがあるものの前者におけるとほぼ同様に総じて狂気ざたである。どんなことが起こるかと

いえば、看護師は褥瘡に薬をつけ包帯するなどはするのだが褥瘡を調べ見ることは許されていないので、褥瘡のために患者を死なせてしまう。夜間は、あるいは彼らの"組織"が召集するときは、自分一人で部下を担当している病室を離れてしまう、などなど。

No.4 では、看護師は身体的にも道徳的にも打ち砕かれるが、患者は概して、いつも必ずではないものの、比較的よく看護されている。

No.2 では、患者は常にではないがよく看護されてはいない。看護師が精神的に好ましい状態にあることは考慮されるものの、病人は十分に世話されていない。しかし、病人の世話が病院の目的なのである。

往々にして不愉快なことではあるが、総じて病人のケアにとって有益である非宗教的管理主体とその看護スタッフ（尼僧、男性修道僧、ディーコネス、看護師、のいずれから成るにせよ）との衝突であり、これはロンドンとパリの諸病院にみられるのだが、この衝突は対戦者双方がそれぞれの義務を守り通し、結果、病人の利益を高める行動をとることにつながる。医師と看護師との間と同様に尼僧と医師との間にもしばしば生じるあの相互に失礼な言動さえも、病院の管理にとっては、先に触れたように管理主体の2つの権威筋のうちの一方のみが単独で動いているところよりも病院の管理ははるかにうまく運び、病人が顧りみられないこともずっと少ないのである。すなわち、ドイツの大きな総合病院や、プロテスタントにしろローマン・カトリックにしろ修道会が看護を担当しているドイツの諸病院のように、看護体制の精神的な首導者が俗籍の男性の権威筋に帰属している場合よりもはるかによい。尼僧や修道僧やディーコネスをその親団体から切り離し、非宗教的な大病院で働かせ、医師や管理者のさまざまな急務に連日（しばしば腹立たしくても）かかわらせると、彼らは見事に働くだろう。

No.2 を取り上げる。こうした事柄においては理論は実際と大きく

異なる。われわれが完全無欠な存在であるならば、疑いなく、あらゆる病院等施設にとって1つの絶対的な聖職組織が管理主体となる方式が最良であろう。しかし、われわれの善悪の観念や啓発度が不完全である現在は、世評に由来する衝突が病人の利益の最良の護り手である。医師と看護師あるいは尼僧との間、学生、マトロン、理事、出納役とたまたまの訪問者との間、俗籍の管理主体と宗教的管理主体（プロテスタントの施設についてと同様かそれ以上にローマン・カトリックの施設に当てはまるのであるが）との間、に絶え間なく摩擦のある施設においては、現存の最もよく管理されている修道会のもとにある病院、すなわちその修道会の首長が、男性であれ女性であれ、その病院の単独の長を兼ねている病院におけるよりも、患者ははるかによいケアを受けている。

　われわれは天使をではなく人間を念頭においているのであるから、並の人間が不完全であることに思い及べば、世論というものは個々人の意見よりも水準が高い。長年の間、私は、世論は個々人の意見が作り上げているのにどうしてこうなるのかを解き明かそうと試みてきた。私が思うに、それは、Aは自分の仕事に厳格であるよりもBがBの仕事に厳格であるようにさせることにより厳しいだろうからである。それで、世論の水準は高くなる。この見かたは高潔ではないものの間違いではない。

　ローマン・カトリックであれプロテスタントであれ修道会というものは世論という野蛮な拘束をかけられていないと、あるいは、その病院の非宗教的な管理主体との絶え間ない摩擦や対立によって拘束をかけられていないと、その病院の入院患者の一般的にして現実的な幸福をではなく、会のメンバーの宗教的な（しばしば空想的な）幸福を特別な目的としてしまう傾向がある（でありながらその病院は入院患者のためにあるのであって、修道会の救済を成就しようとするわけではない）。

誰がその活動をするにしても常に自分一人のやり方でするのはよくない。修道会からにせよ非宗教的な組織体からにせよ権威筋が分割されていないところから衛生上の、あるいは管理上の大きな進歩がいまだ一度も出現したことがない、というこのことだけで、それらを非難するには十分であろう。

　No.2 および No.4 。修道の身であれ俗籍であれ看護師が、修道であれ俗籍であれ病院を運営している権威筋と同じ権威筋によって管理されているところにおいて、修道会員および俗籍団体員の両方の健康破壊がここ5年ほどの間にしばしば起こっている。この人間消費はどのような面からみても最悪の策である。それが効果を上げる原因は——摂食不足、適切な睡眠の不足、ごく普通の衛生上の用心の不足など——修道会における耐乏生活、俗籍団体における無知な倹約の結果なのである。俗籍団体においては、最も普通の意味での作法と道徳の不足がしばしば第4の原因である。

　No.2 。海外の、男子修道会が看護をしているいくつかの施設では、すぐれたアウグスチン派の尼僧、あるいはロンドンから出向くすぐれた病院看護師がすべての物を窓の外へ放り出し（アウグスチン派の尼僧は自分がよかれと思うことすべてを実行できないだろうが）、われわれと同じようにそこの有害極まりない不潔にわれわれ同様うんざりするであろう。が、悲しいかな、それは、俗籍の管理主体による有益な監視のない看護**修道女会**においてさえもこれまでみられてきたことなのである。

　No.2 、同様に病院と修道女会が同じ管理主体のもとにある場合。以下のような意見がもっぱら修道会に対して、非宗教的な管理主体が機能していない修道会に対して寄せられるが、ローマ・カトリックの修道会に対してよりもプロテスタントの修道会に対してそれが多いのは、カトリックの修道会のほうがよりすぐれた思慮分別を備えているのである。すなわち——

修道会のメンバー各員の仕事が絶えず変えられるが、これはそれらメンバーを世俗的なこともろもろから切り離すためである。彼なり彼女なりは、今日は台所で、明日は外科病棟で、次の週は内科病棟で、その次の週は洗濯場で、となるのである。患者たちについて指示を出す医師は、少なくとも2週間ごとに新顔に出会い、当惑する。

　最良のローマ・カトリックの修道会においては、それも特に1.におけるように非宗教的な管理主体が運営活動に入っているところにおいては、われわれが少しでも知っているよりははるかにたっぷりの自由が各人に与えられており、各人が能力を発揮できる余地がある。No.2 に組み入れられる会においてよりもはるかに自主的に彼ないし彼女の職務にあたることができる。

　No.2、4、5。病院と看護師の両方が、宗教的なものにせよ非宗教的なものにせよ1つの管理主体のもとにおかれている場合である。宗教的および非宗教的な施設の一部、軍病院のすべて、一部の民間病院、プロテスタントおよびローマ・カトリックの施設、には以下の所見が共通して当てはまる――

　各病室あるいは複数病室の1セットの主任者が1人確定していないことは患者にとって不幸にはたらくこと必定である。修道女、修道士、看護助手、その他何と呼ばれるにしても下で働く者たちに対しては、看護についてしかるべき責任をもつ1人の人間が常時必ずいなければならない。

　一部の修道会では宗教的な動機が、多くの軍病院および民間病院では実際に役立つような看護の組織の欠如が、さまざまなかたちで、まったく正反対の特性をもつ諸病院において、上記の欠陥を頻発させている。

　No.4。看護師と施設とが同じ非宗教的管理主体のもとにある場合。以下の所見は非宗教的に看護がなされている施設にもっぱら当

てはまる――

　1病室あるいは数病室を連帯で担当する男性とその妻とを雇うやり方は患者たちにとってよいどころか不吉このうえない。女性は生徒や患者とよりは自分の夫と甘くふざけあいたいのである。“身を固める”という俗な言い回し（ある階級においては結婚する、を意味する）はここで重要な意味をもつ――女性の中には結婚するまで決して“身を固め”ない者がいるのである。が、不誠実であると同様に誠実であることにより、結婚後は患者のためよりは夫のためということになるのは確かである。その女性はもはや自分の病室にではなく自分の夫に愛着を抱き、患者たちは多かれ少なかれ無視されてしまう。これが一段と著しいのが連隊病院であり、そこではすぐれて“品性があり立派である”人物として既婚の病院軍曹を選び、その妻を病院内に住まわせるのが習わしである。病院の看護師の長が自分の病室とは別の部屋をもち自分の夫と暮らしている、というわけである。

　Nos.1 。修道女は宗教の修道会に属するが看護師は俗籍である場合、すなわち3と4。すべての看護師が俗籍である場合、病院を管理支配する主体とは別の首長が指揮をとっていようと、同じ首長が指揮をとっていようと――あらゆる国の、あらゆる階級の有給看護師の極めて重要な罪は、わずかなわいろを受け取って患者にわずかな利益（実にさまざまな種類と量の）を与えていることである。ローマン・カトリックにしろプロテスタントにしろすべての修道会はこの罪を免れている。しかし修道会が使っている召使たちは決して免れてはいない。

　ロンドンの看護師長規則は、看護師長たちは彼女らが真に信仰ある女性であるならばいかなる贈り物も自分自身が受け取らないだけでなく、いかなる種類の不作法の罪をも犯さないのであるが、彼女たちが、こうした事柄に関して補助看護師たちに、共同体に暮らす

ローマン・カトリックやプロテスタントの修道会よりもはるかに効率のよい監督力を働かせることができるように定めている。看護師と患者との間のあらゆる種類の事どもは、シスターたちが持ち場を離れているときにシスターたちの病室で起こると思われる。病院の主任看護師は常時自分の病室の指揮をとる（あるいはとらねばならない）のである。

　要約——1.の場合。病院の管理主体が非宗教的なそれであるプロテスタントおよびローマン・カトリックの病院シスターの間では比較的高い水準の病人ケアがなされており、また比較的高い道徳意識が存在する。2.の場合。病院の管理主体は非宗教的なそれではないとなると、プロテスタントにしろカトリックにしろ病院尼僧たちにおける道徳意識は同じく高いものの、病人ケアの水準は低い。3.の場合。病院が非宗教的で独立した管理主体のもとにあり、修道女ではない女性のもとにおかれた看護師たちの間では、2.の場合に比べて徳性は低いもののはるかに高い水準の病人ケアがなされている。4.の場合は2.の場合よりはいくらか上質の病人ケアがなされており、道徳的にはまったくだめであるが、看護師と病院が同じ非宗教的な（男性の）権威筋のもとにあるところの看護師たちの間には肉体と魂の恐るべき破滅がある。5.の場合。看護する者が男性でその者たちと病院とが同じ非宗教的な（男性の）権威主体のもとにある病院では、病人のケアはまったくなされておらず道徳性もなければ規律さえもない。これは数ある中で最悪の様態である。2.の場合が多分次に悪い様態である。なぜならば、どちらの方式をあなたが採るにしろ、“宗教組織体”の考え方は常に、多少なりとも病人に死の準備をさせる。非宗教的団体の考え方は病人に生命を取り戻そうとさせる。彼らの看護もそれに準ずる。前者には身体面を軽視する側面があり（通例故意にではないのだが）、後者には道徳面のそれがある。両者が合体すれば、このいずれもが目立たなくなるであろう。

もちろんこれらすべてには例外がある。この追記は看護の組織方式を**組織方式**として論じたにすぎない。[†2]

---

†2　章末に掲載されている「覚え書き」は本書では省略した。

『病院覚え書』の発見

　1960 年ごろから、世界の看護界では「看護の原理」の概念化が強く求められていた。それは、看護職の専門性を確立し、またそれを支える看護教育の基盤を据えるためであり、そのためには、まず「近代看護の原点」にまで立ち返って、そこにどのような発想あるいは思想があったのかを確かめる動きであった。そしてわが国においてはそれがフロレンス・ナイチンゲールが看護に託した思い（思想・哲学）の探究につながった。

　しかしそのころ、わが国には、ナイチンゲールの著作はおろか、彼女の思想を探る手掛かりとなる文献はほとんど存在しなかった。ただ 1 冊『フロレンス・ナイティンゲール』（ルーシー・セーマー著、湯槇ます訳）という小さな伝記本があった。それもすでに絶版となって久しい本であったが（その後、復刊された）、そこにはっきりと、「ナイティンゲールは膨大な著作を遺しており、その代表的な著作は『看護覚え書』であり、次いで『病院覚え書』である」と紹介されていた。わが国におけるナイチンゲール研究の初期のころの唯一の手掛かりは、この小さな伝記本 1 冊のみであった。ちなみに、この本の著者も訳者もともに看護師であった。

　このうち、『看護覚え書』の原文はまったくの偶然から手に入った。神田の古書店の店頭の安売り籠の中でみつけた原書（Selected Writings of Florence Nightingale. Compiled by Lucy Ridgely Seymer, Macmillan, 1954）に収録されていたからである。しかし『病院覚え書』はなかなか入手できなかった。可能性のある全国の図書館に片端から問い合わせの手紙を送ったが手応えはなかった。そのうちふ

と思いついたのがロンドンの大英博物館であった。というのは、セイマーの伝記本の中に「ナイティンゲールが書き遺した膨大な数の手紙が大英博物館に今も保管されている」という一文があったからである。手紙類が保管されているなら、著作類も保管されているのではないか。

英国大使館で「大英博物館」の住所を調べ、そこへ問い合わせの手紙を送り、もし所蔵しているならコピーを提供してほしいとの依頼も添えた。しかし待てど暮らせど返事はこず、むろんコピーも送られてこない。もうあきらめたころに大英博物館から「代金をポンドで送金せよ」という通知が届いた。当時は銀行も本店まで行かなければ為替交換はできず、また複雑な手続きを要した。送金小切手を組んで送金して、またひたすら待ち続け、やっと届いたのは半年以上も後のことであった。

一事が万事、現在では考えられない、のどかで気の長い時代だった。ゼロックス（普通紙コピー機）が開発された直後のころで、PCもなければインターネットもなく、通信手段は郵便しかなかったから、学問研究の労力の大半は、資料探しと資料入手の手間に費やされ、後はひたすら時間待ちであった。

しかし、こうして『病院覚え書』の原文を入手する過程で、大英博物館にはナイチンゲールの多くの著作が収蔵されていることが予想され、1972年、その調査研究のために英国に赴いた。

約2か月にわたる研究の結果、ナイチンゲールには約150点にも及ぶ著作があり、そのほぼすべては同館に収蔵されていること、そして『病院覚え書』は、1858年の初版から1863年の第3版（増補改訂新版）までがあり、その第3版が決定版であること、そして偶然ながら、最初に入手できたのはこの決定版であったこと、などが判明した。

ナイチンゲールは、その若いころ、毎日のように村の貧民小屋へ

の訪問看護に通ったときも、その後、ロンドンの小さな病院の運営を任されたときも、さらにクリミアの野戦病院の看護監督を務めたときも、看護ケアの大前提を「病室の換気と清潔」におき、さらにその基盤に病院の建築構造を据えた。つまり彼女は、看護ケアの大前提として「病室の換気と清潔」を据え、さらにその基盤に「それを実現する病院の構造」をおいたのであった。

（一般に、クリミア戦争におけるナイチンゲールの功績は、その献身的な看護ケアにあるとされているが、それよりはるかに大きな功績は、その建築構造の欠陥から換気がきわめて悪く、しかも過密で不潔の巣窟と化していた巨大な病院（元トルコ軍兵舎）に大改修工事を施して換気と清潔を確保し、それによって、重症化率と死亡率を一気に下げたところにある。）

そのように、彼女にとって病院とは、単に「病人を収容する場所」ではなく「病人を看護する場所」であった。つまり病院の建築と運営の主体は看護者であって、病院は「看護者が良い看護を展開できるように設計された場所」であるべきだったのであろう。建築の専門家でなく看護の専門家であるナイチンゲールが看護の原理に立って病院建築学の基盤を築いた所以である。

1974年に『病院覚え書』の訳文が『ナイチンゲール著作集・第二巻』に収録されて出版されて間もなくのころ、病院建築学の泰斗で東京大学名誉教授の吉武泰水先生とお会いする機会があった。そのとき教授の御手許には、やはり大英博物館から取り寄せた『病院覚え書』の原文の青焼きコピーがあった。そして本書が病院建築学において最古典として高く評価されていることを知った。それで、その翻訳出版をいちばん喜んでくださったのは、吉武教授はじめ病院建築学界の人びとであった。

小南吉彦（ナイチンゲール看護研究所）

訳者略歴

小玉香津子
元聖母大学教授・看護学部長
1959 年東京大学医学部衛生看護学科卒。同学科基礎看護学講座、
神奈川県立衛生短期大学を経て、'91 年日本赤十字看護大学教授。
この間、'82〜'83 年日本看護協会出版会「看護」編集長。
'99 年名古屋市立大学看護学部教授・学部長。'04 年聖母大学教授、'07〜'11 年同学部長。
主な訳書：『看護の歴史』『看護はいま：ANA の社会政策声明』
　　　　　『ヴァージニア・ヘンダーソン語る、語る。』『ヴァージニア・ヘンダーソン選集』
　　　　　『ミュリエル・スキート 看護覚え書き』
共 訳 書：『看護の基本となるもの』『看護論』『二つの看護覚え書き』『ナイチンゲール著作集』
主な著書：『ナイチンゲール、人と思想』『看護学─小玉香津子講義集』
共　　著：『看護学概論』『看護学事典』

本書は『病院覚え書き』の決定版とされている "Notes on Hospitals, 3rd edition" の本邦初となる完全翻訳版です。

びょう いん おぼ が　　　　　　だい はん
病 院 覚 え 書 き　第 3 版

2022 年 5 月 12 日　第 1 版第 1 刷発行　　〈検印省略〉

著 者……フロレンス・ナイティンゲール

こだまかづこ
訳 者……小玉香津子

発 行……株式会社 日本看護協会出版会
〒150-0001　東京都渋谷区神宮前 5-8-2　日本看護協会ビル 4 階
〈注文・問合せ／書店窓口〉TEL/0436-23-3271　FAX/0436-23-3272
〈編集〉TEL/03-5319-7171
https://www.jnapc.co.jp

装丁・本文デザイン……臼井新太郎
表紙装画……鈴木恵美
印 刷……株式会社 フクイン

© 2022　Printed in Japan　ISBN978-4-8180-2416-8

ナイチンゲール生誕200年記念出版

越境の

ナイチンゲールの越境

1

「建築」

ナイチンゲール病棟が病院建築に与えた影響を考察する、
看護を「越境」した独創的な「看護×建築」本！

ナイチンゲール病棟は
なぜ日本で流行らなかったのか

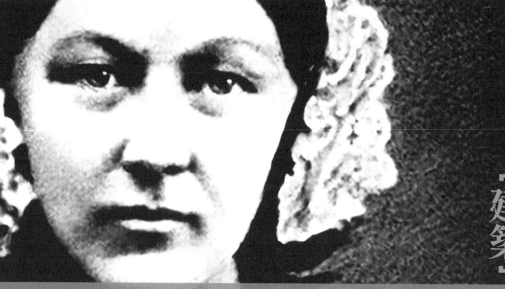

長澤 泰＋西村かおる＋芳賀佐和子＋辻野純徳＋尹 世遠

定価**1,760**（本体1,600円＋税10%）
四六判／148頁
ISBN 978-4-8180-2279-9

内容

建築家が読む「病院覚え書き」
セント・トーマス病院訪問1987
ナイチンゲールの思想に基づいた病院建築―東京慈恵医院
ナイチンゲール病棟の面影―倉敷中央病院第一病舎
ナイチンゲール病棟はなぜ日本で流行らなかったのか

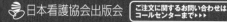

日本看護協会出版会　ご注文に関するお問い合わせはコールセンターまで▶▶▶　℡ 0436-23-3271　Fax 0436-23-3272
ホームページ▶▶▶https://www.jnapc.co.jp

日本看護協会出版会
Twitterやってます